LIBÉREZ-VOUS DE LA DOULEUR

LA SOPHROLOGIE
ET LES
DOULEURS CHRONIQUES

Sophie LAROCHE

Le Pouvoir De La Sophrologie

Table des matières

AVANT-PROPOS

Chères lectrices, chers lecteurs,

À vous qui vivez avec la douleur permanente

La douleur permanente est une compagne silencieuse que beaucoup d'entre nous connaissent intimement. Elle s'invite dans notre quotidien, transforme nos habitudes, modifie nos relations et impacte profondément notre qualité de vie. En tant que sophrologue spécialisée dans l'accompagnement des personnes souffrant de douleurs chroniques, j'ai été témoin de leurs combats quotidiens, de leurs espoirs, mais aussi de leurs victoires.

Ce livre est né d'une conviction profonde: celle que nous pouvons reprendre un certain contrôle sur notre vie, même lorsque la douleur réfractaire semble avoir pris les commandes. Au fil des années de pratique, j'ai vu comment la sophrologie pouvait devenir un véritable allié dans cette démarche, offrant des outils concrets et accessibles pour mieux gérer la douleur au quotidien.

J'ai écrit cet ouvrage en pensant à tous ceux qui cherchent une approche complémentaire à leur prise en charge médicale. À ceux qui souhaitent découvrir comment le corps et l'esprit peuvent travailler ensemble pour créer un nouvel équilibre. À ceux qui veulent comprendre et explorer des techniques douces mais efficaces pour améliorer leur qualité de vie.

Ce livre n'est pas une promesse de guérison miraculeuse. C'est un guide pratique, un compagnon de route qui vous accompagnera pas à pas dans la découverte de la sophrologie et de ses bienfaits sur la gestion de la douleur tenace. Vous y trouverez des explications claires, des exercices concrets, des témoignages inspirants et des protocoles adaptables à votre situation personnelle.

Mon souhait le plus cher est que ces pages vous apportent des outils précieux pour mieux vivre avec la douleur chronique. Que vous puissiez y puiser l'espoir et la force nécessaires pour avancer sur votre chemin. Que vous découvriez comment la sophrologie peut devenir une ressource précieuse dans votre quotidien.

Ce livre est le fruit de nombreuses années d'expérience, d'échanges enrichissants avec mes patients, de formations continues et d'une volonté constante de partager ces connaissances avec le plus grand nombre. Il rassemble des méthodes éprouvées, des techniques accessibles et des conseils pratiques que j'ai pu affiner au fil du temps.

Je vous invite à parcourir ces pages à votre rythme, à explorer les exercices proposés avec bienveillance envers vous-même, et à adapter les techniques à vos besoins et à vos possibilités. La sophrologie est une approche personnalisable, et c'est dans cette adaptabilité que réside sa force.

Ensemble, nous allons explorer comment la sophrologie peut devenir votre alliée dans la gestion de la douleur chronique, comment elle peut vous aider à retrouver un sentiment de contrôle et de bien-être, même en présence de la douleur.

Je vous souhaite une lecture enrichissante et une belle découverte de la sophrologie.

Sophie LAROCHE

INTRODUCTION

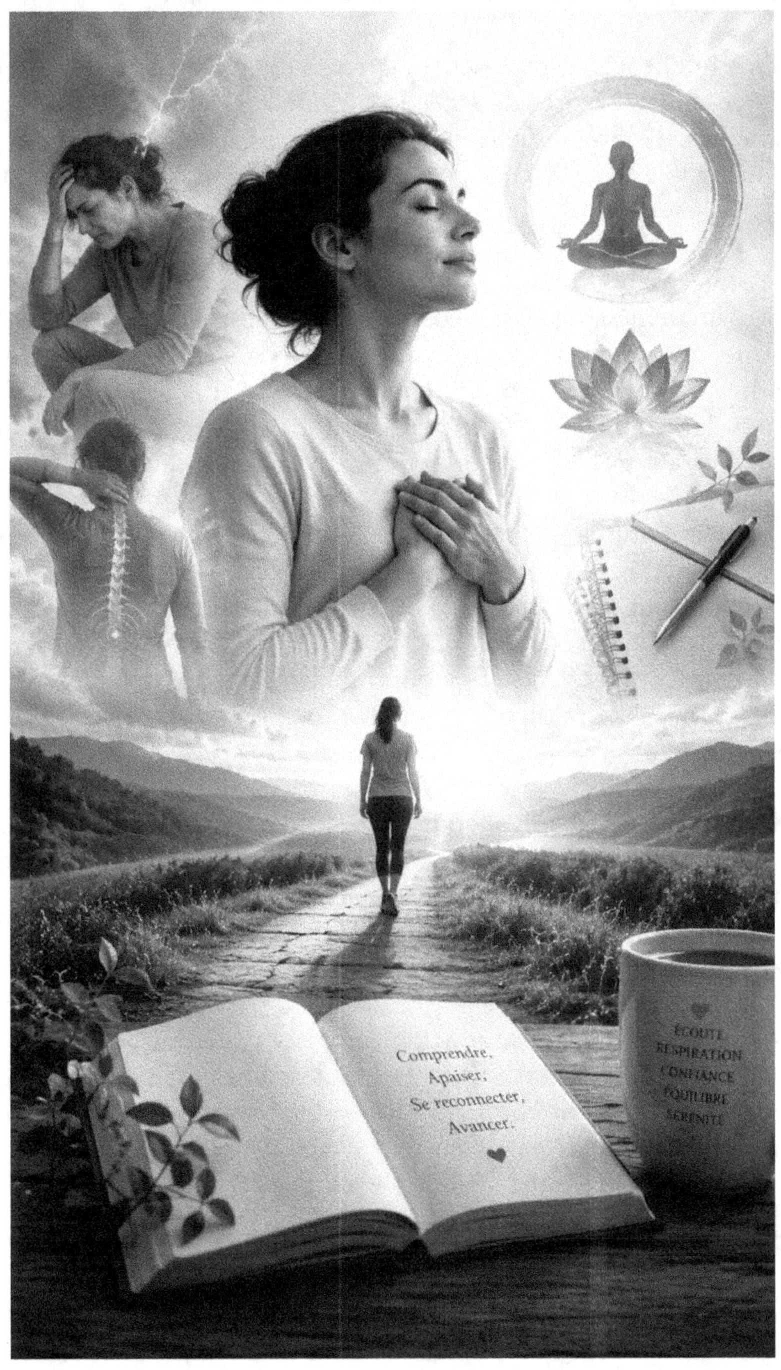

I.1 La réalité de la Douleur réfractaire aujourd'hui

La douleur chronique représente aujourd'hui un enjeu majeur de santé publique, touchant près de 30% de la population adulte dans les pays développés. Contrairement aux idées reçues, elle ne concerne pas uniquement les personnes âgées, mais affecte des individus de tous âges, bouleversant leur vie personnelle, professionnelle et sociale.

Cette douleur qui persiste au-delà de trois à six mois se distingue fondamentalement de la douleur aiguë. Elle n'est plus un simple signal d'alarme, mais devient une maladie en soi, s'installant insidieusement dans le quotidien de ceux qui en souffrent. Lombalgies chroniques, fibromyalgie, migraines persistantes, douleurs neuropathiques - autant de manifestations qui transforment profondément la vie des patients.

Les chiffres sont éloquents: en France, on estime que 12 millions de personnes vivent avec des douleurs chroniques. Parmi elles, près de 70% rapportent des difficultés à maintenir une activité professionnelle normale, tandis que 80% évoquent des perturbations significatives de leur sommeil. Le coût socio-économique est considérable, tant en termes d'arrêts de travail que de consommation de soins de santé.

L'impact psychologique de la douleur épuisante est souvent sous-estimé. La personne qui en souffre se trouve confrontée à un double défi: gérer la douleur physique tout en luttant contre l'anxiété, la dépression et l'isolement social qui peuvent en découler. Les relations familiales, amicales et professionnelles s'en trouvent affectées, créant parfois un sentiment d'incompréhension et de solitude.

Le système de santé traditionnel, malgré ses avancées, peine parfois à offrir des solutions satisfaisantes. Les traitements médicamenteux, bien que nécessaires, montrent leurs limites: effets secondaires, risques de dépendance, efficacité variable selon les individus. Cette réalité pousse de plus en plus de patients à rechercher des approches complémentaires pour mieux gérer leur douleur au quotidien.

Face à ce constat, il devient crucial de repenser notre approche de la douleur épuisante. L'Organisation Mondiale de la Santé elle-même préconise une prise en charge globale, intégrant des approches non médicamenteuses. La sophrologie, par ses techniques douces et son approche holistique, s'inscrit parfaitement dans cette perspective de soins intégratifs.

Les avancées récentes en neurosciences confirment l'importance des approches corps-esprit dans la gestion de la douleur épuisante. Les études montrent que les techniques de relaxation, de respiration et de visualisation peuvent modifier significativement la perception de la douleur et améliorer la qualité de vie des patients.

Dans ce contexte, il devient essentiel de proposer des outils pratiques et accessibles aux personnes souffrant de douleur chronique, leur permettant de devenir acteurs de leur mieux-être, tout en complément de leur prise en charge médicale habituelle.

1.2 Impact sur la qualité de vie

Vivre avec une douleur chronique transforme profondément le quotidien. Comme psychologue spécialisé accompagnant des patients depuis de nombreuses années, j'observe quotidiennement comment cette expérience bouleverse chaque aspect de leur existence. Cette douleur persistante s'immisce dans les moments les plus simples de la vie, transformant parfois des gestes ordinaires en véritables défis.

Le sommeil devient souvent un combat nocturne. Les patients rapportent des difficultés à trouver une position confortable, des réveils fréquents causés par la douleur, et une fatigue chronique qui en découle. Cette privation de sommeil affecte leur concentration, leur humeur et leur capacité à gérer les stress quotidiens.

La vie professionnelle subit également des changements majeurs. Certains se voient contraints d'adapter leur poste de travail, de réduire leurs horaires, voire de se reconvertir professionnellement. La productivité peut diminuer, générant un stress supplémentaire lié à la crainte de perdre son emploi ou de décevoir ses collègues.

Les relations familiales et sociales se trouvent particulièrement affectées. Les sorties entre amis deviennent moins fréquentes, les activités avec les enfants plus limitées. Les conjoints peuvent se sentir impuissants face à la souffrance de leur partenaire, créant parfois des tensions dans le couple. La diminution des activités sociales peut progressivement mener à un sentiment d'isolement.

Les loisirs et les passions, sources essentielles d'épanouissement, doivent souvent être repensés ou abandonnés. Un sportif pourrait devoir renoncer à sa pratique favorite, un jardinier passionné limiter son temps au potager, un musicien réduire ses heures de pratique. Ces renoncements peuvent engendrer une profonde tristesse et un sentiment de perte d'identité.

L'impact émotionnel se révèle particulièrement intense. L'anxiété face à l'avenir, la frustration devant les limitations quotidiennes, la colère parfois contre son propre corps - ces émotions créent une charge mentale supplémentaire. La confiance en soi peut s'éroder progressivement, alimentant un cercle vicieux où stress et douleur s'amplifient mutuellement.

L'aspect financier ne peut être négligé. Les consultations médicales, les traitements, parfois les thérapies complémentaires représentent un budget conséquent. Si la capacité de travail est affectée, les ressources peuvent diminuer alors même que les dépenses de santé augmentent.

Face à ces défis, de nombreux patients développent une forme de résilience remarquable. Ils apprennent à écouter leur corps, à identifier leurs limites, à développer de nouvelles stratégies d'adaptation. Cette capacité d'adaptation, bien qu'admirable, nécessite un soutien et des outils appropriés.

C'est précisément dans ce contexte que la sophrologie peut jouer un rôle crucial, offrant des techniques concrètes pour mieux gérer la douleur et ses impacts sur la vie quotidienne. Elle propose une approche globale qui prend en compte tant les aspects physiques que psychologiques de la douleur chronique.

I.3 La sophrologie : une approche complémentaire

LA SOPHROLOGIE FACE ET LES DOULEURS CHRONIQUES

Dans ma pratique de psychologue spécialisé, j'ai découvert que la sophrologie offre une approche particulièrement pertinente pour les personnes souffrant de douleurs chroniques. Cette discipline, née de la rencontre entre science occidentale et pratiques orientales, propose une démarche unique alliant corps et esprit.

La sophrologie se distingue par sa capacité à s'intégrer harmonieusement aux traitements médicaux conventionnels. Elle ne prétend pas remplacer les soins traditionnels, mais vient les enrichir en offrant des outils concrets pour mieux gérer la douleur au quotidien. Cette complémentarité est particulièrement précieuse dans le contexte de la douleur chronique, où une approche multidisciplinaire est souvent nécessaire.

Les techniques sophrologiques s'adaptent remarquablement aux besoins spécifiques de chaque personne. Qu'il s'agisse d'exercices de respiration, de relaxation dynamique ou de visualisation positive, chaque pratique peut être modulée selon l'intensité de la douleur et les capacités physiques du moment. Cette flexibilité permet aux patients de maintenir une pratique régulière, même lors des périodes plus difficiles.

L'un des aspects les plus novateurs de la sophrologie réside dans son approche de la conscience corporelle. En développant une meilleure écoute de leur corps, les patients apprennent à repérer les tensions, à anticiper les pics de douleur et à mettre en place des stratégies préventives. Cette conscience accrue permet souvent de désamorcer le cercle vicieux de la tension-douleur.

La dimension psychologique de la sophrologie s'avère particulièrement précieuse. Les exercices proposés aident à gérer le stress et l'anxiété souvent associés à la douleur chronique. En travaillant sur la respiration et la relaxation, les patients développent progressivement une plus grande sérénité face à leur situation, réduisant ainsi l'impact émotionnel de la douleur.

Les séances de sophrologie créent un espace privilégié où la personne peut se reconnecter avec ses ressources intérieures. Cette reconnexion favorise l'émergence d'un sentiment de contrôle, particulièrement important face à une douleur qui donne souvent l'impression d'être submergé et impuissant.

Les recherches récentes en neurosciences viennent confirmer l'intérêt de cette approche. Les techniques sophrologiques influencent positivement la perception de la douleur en agissant sur les circuits neuronaux impliqués dans son traitement. Cette base scientifique renforce la légitimité de la sophrologie comme outil thérapeutique complémentaire.

La pratique régulière de la sophrologie permet également de développer une plus grande autonomie dans la gestion de la douleur. Les patients apprennent des techniques qu'ils peuvent utiliser seuls, au moment où ils en ont besoin, renforçant ainsi leur sentiment d'efficacité personnelle.

Cette approche douce mais puissante offre une voie prometteuse pour améliorer la qualité de vie des personnes souffrant de douleur chronique, en leur permettant de devenir acteurs de leur mieux-être.

I.4 Objectifs du livre

Ce livre a été conçu avec une mission claire: vous accompagner pas à pas dans la découverte et l'utilisation de la sophrologie comme outil de gestion de la douleur chronique. En tant que psychologue spécialisé, j'ai structuré cet ouvrage pour qu'il soit à la fois pratique, accessible et scientifiquement fondé.

Notre premier objectif est de vous permettre de comprendre en profondeur les mécanismes de la douleur chronique et son impact sur votre vie quotidienne. Cette compréhension est essentielle pour aborder sereinement les techniques sophrologiques qui vous seront proposées.

Le deuxième objectif majeur est de vous transmettre des outils concrets et immédiatement applicables. Chaque chapitre vous présentera des exercices pratiques, adaptables à votre situation personnelle. Vous découvrirez comment intégrer ces techniques dans votre quotidien, même lors des journées les plus chargées.

Nous chercherons également à vous autonomiser dans votre pratique de la sophrologie. Les protocoles détaillés, les enregistrements audio fournis et les fiches pratiques vous permettront de pratiquer en toute confiance, à votre rythme et selon vos besoins.

Un accent particulier sera mis sur l'adaptation des exercices à différents niveaux de douleur et de mobilité. Que vous soyez alité, assis au bureau ou en déplacement, vous trouverez des techniques appropriées à votre situation.

L'ouvrage vise aussi à créer des ponts entre la sophrologie et votre prise en charge médicale habituelle. Vous apprendrez comment communiquer efficacement avec vos soignants et intégrer harmonieusement ces pratiques à votre parcours de soins.

Nous explorerons ensemble les dernières avancées scientifiques concernant l'impact des approches corps-esprit sur la douleur chronique. Ces connaissances vous permettront de comprendre pourquoi et comment la sophrologie peut vous aider.

Une attention particulière sera portée à la dimension émotionnelle de votre expérience. Des exercices spécifiques vous aideront à gérer l'anxiété, la frustration ou la tristesse qui peuvent accompagner la douleur chronique.

Le livre vous guidera dans la création de votre propre programme personnalisé. Vous apprendrez à identifier les techniques qui vous conviennent le mieux et à les adapter selon vos besoins changeants.

Découvrez comment la sophrologie peut améliorer votre quotidien. Grâce à des témoignages et des exercices pratiques, ce livre vous guidera pas à pas vers une meilleure gestion de la douleur, avec bienveillance et patience.

CHAPITRE 1: Comprendre la Douleur Chronique

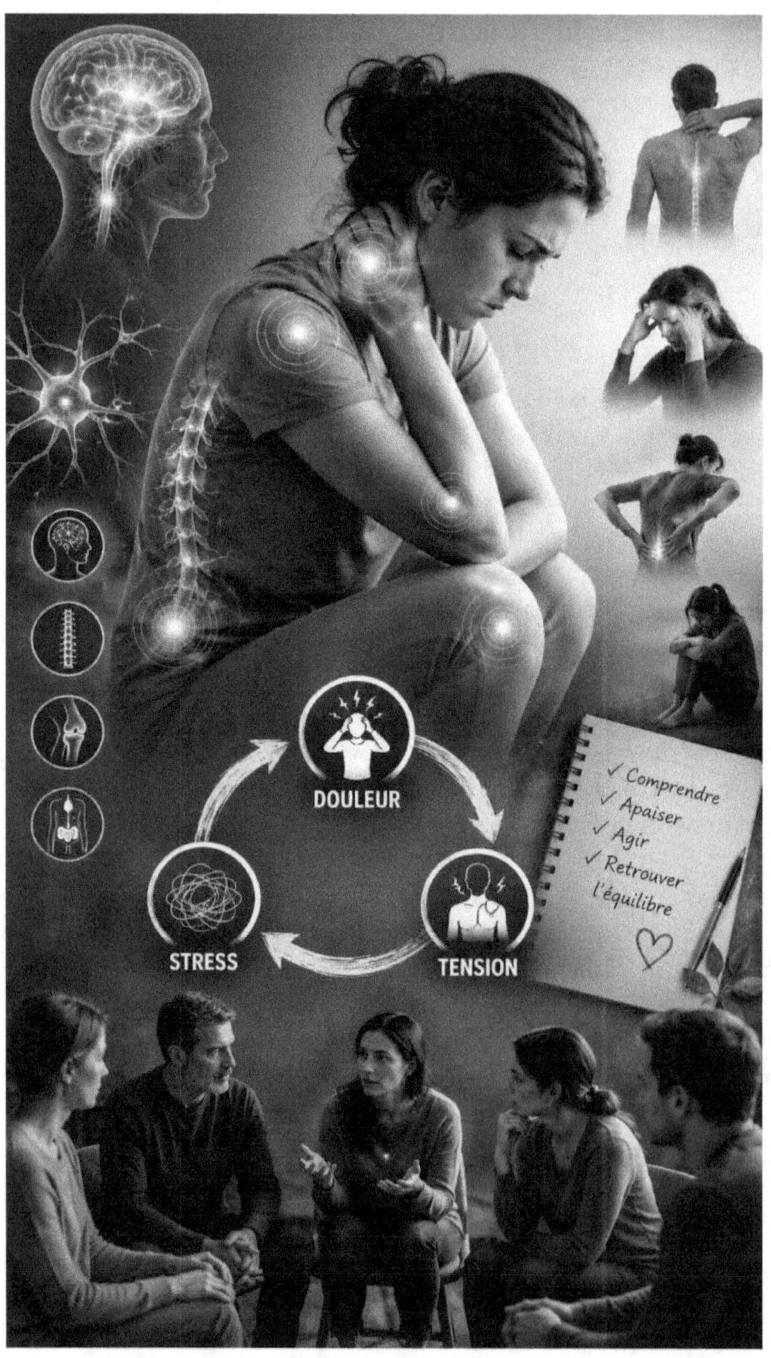

1.1 Définition et mécanismes de la douleur chronique

La douleur chronique se distingue fondamentalement de la douleur aiguë que nous connaissons tous. Alors que la douleur aiguë joue un rôle d'alarme protectrice, disparaissant une fois sa mission accomplie, la douleur débilitante persiste au-delà de la durée normale de guérison, généralement fixée à trois mois.

Dans mon cabinet, j'accueille régulièrement des patients dont le parcours illustre cette transformation. Marie, 45 ans, décrit comment sa lombalgie, initialement liée à un effort physique, s'est progressivement installée dans son quotidien. **"Au début, je pensais que ça passerait comme d'habitude. Mais cette fois, la douleur est restée, devenant ma compagne indésirable."**

Le système nerveux joue un rôle central dans ce processus. Imaginez un système d'alarme domestique qui continuerait de sonner même en l'absence d'intrus. Les neurones sensoriels, tels des sentinelles hypersensibles, amplifient les signaux de douleur, créant une réponse disproportionnée aux stimuli.

Cette sensibilisation touche plusieurs niveaux du système nerveux. Au niveau périphérique, les capteurs de douleur deviennent plus réactifs. Dans la moelle épinière, le **"centre de tri"** des informations douloureuses modifie son fonctionnement. Le cerveau lui-même réorganise ses circuits de traitement de la douleur.

Les neurotransmetteurs, ces messagers chimiques, participent activement à ce phénomène. La sérotonine et la noradrénaline, notamment, voient leur équilibre perturbé, affectant non seulement la perception de la douleur mais aussi l'humeur et le sommeil.

Le stress et les émotions influencent directement ce mécanisme. Pierre, un patient de 52 ans, remarque que ses douleurs s'intensifient systématiquement en période de tension professionnelle. Cette observation illustre parfaitement l'interaction entre le système nerveux et le vécu émotionnel.

La neuroplasticité cérébrale joue également un rôle majeur. Le cerveau, face à des signaux douloureux répétés, crée de nouveaux circuits neuronaux. Cette réorganisation peut maintenir la sensation de douleur même après la disparition de la cause initiale.

Les mécanismes inflammatoires chroniques contribuent souvent à entretenir ce cercle vicieux. Les médiateurs de l'inflammation sensibilisent les terminaisons nerveuses, amplifiant la transmission des signaux douloureux.

La compréhension de ces mécanismes ouvre des perspectives thérapeutiques. En ciblant différents aspects de ce système complexe, nous pouvons développer des stratégies plus efficaces pour gérer la douleur chronique.

La sophrologie, par ses techniques spécifiques, permet d'agir sur plusieurs de ces mécanismes simultanément. En modulant la réponse au stress et en modifiant la perception de la douleur, elle offre une approche complémentaire précieuse.

Votre douleur n'est ni imaginaire ni insurmontable - elle résulte d'un réel processus neurophysiologique sur lequel nous pouvons agir.

1.2 Les différents types de douleurs chroniques

Les douleurs chroniques se manifestent sous diverses formes, chacune ayant ses particularités. Dans ma pratique de psychologue, je rencontre quotidiennement des patients présentant ces différentes manifestations. Comprendre leur nature nous aide à mieux les appréhender.

Les douleurs nociceptives résultent d'une stimulation continue des récepteurs de la douleur. Prenons l'exemple de Sophie, 48 ans, souffrant d'arthrose. Ses articulations envoient constamment des signaux d'alerte, comme si son corps criait à l'aide même pendant les activités ordinaires.

Les douleurs neuropathiques naissent d'une atteinte du système nerveux lui-même. Thomas, 53 ans, décrit ces sensations comme **"des**

décharges électriques imprévisibles" parcourant son bras suite à un zona. Ces douleurs peuvent s'accompagner de sensations de brûlure, de picotements ou d'engourdissements.

La fibromyalgie représente une forme particulière de douleur chronique. Claire, 35 ans, explique: "**La douleur voyage dans mon corps, changeant d'intensité et de localisation. Certains jours, même un simple effleurement devient insupportable.**"

Les céphalées chroniques constituent une catégorie à part. Migraines, céphalées de tension, algie vasculaire de la face - chacune possède sa signature propre. Anne, 42 ans, compare ses migraines chroniques à "**un étau qui se resserre progressivement autour de ma tête.**"

Les douleurs musculo-squelettiques chroniques touchent particulièrement le dos, le cou et les épaules. Marc, cadre de 45 ans, voit sa lombalgie chronique s'intensifier en période de stress professionnel, illustrant le lien étroit entre tension physique et émotionnelle.

Le syndrome douloureux régional complexe se caractérise par des douleurs intenses et une hypersensibilité localisée. Julie témoigne: "**Après une simple entorse, ma cheville est devenue si sensible que même la caresse d'un drap me fait souffrir.**"

Les douleurs viscérales chroniques affectent les organes internes. Les colopathies fonctionnelles, provoquent des douleurs abdominales persistantes, souvent amplifiées par le stress et l'anxiété.

Certaines douleurs se montrent mixtes, combinant plusieurs mécanismes. Comme l'explique Paul, 58 ans, atteint d'un cancer: "**Ma douleur change de nature selon les moments, passant d'une sensation de compression à des élancements aigus.**"

La dimension psychologique traverse tous ces types de douleur. L'anxiété, la dépression, le stress chronique peuvent amplifier chacune de ces manifestations, créant un cercle vicieux où douleur physique et souffrance émotionnelle s'alimentent mutuellement.

La sophrologie offre des outils adaptés à chaque type de douleur, permettant d'agir tant sur la composante physique que psychologique. Les techniques peuvent être personnalisées selon la nature et l'intensité des symptômes.

Chaque douleur raconte une histoire unique, mais toutes peuvent trouver leur chemin vers un mieux-être grâce à une approche adaptée et personnalisée.

1.3 Impact physique et psychologique

La douleur chronique crée une empreinte profonde sur le corps et l'esprit, transformant subtilement mais sûrement notre façon d'être au monde. Dans mon cabinet, j'observe quotidiennement cette double impact chez mes patients.

Sur le plan physique, les manifestations s'enchaînent comme dans un effet domino. La douleur entraîne des tensions musculaires, qui à leur tour limitent les mouvements. Sarah, 42 ans, raconte: **"Mon corps s'est progressivement recroquevillé sur lui-même, comme s'il cherchait à se protéger."**

Le sommeil devient souvent le premier terrain de bataille. Les cycles naturels se dérèglent, provoquant une fatigue persistante. David, consultant de 38 ans, décrit ses nuits: **"Je me réveille épuisé, comme si mon corps avait lutté toute la nuit contre un ennemi invisible."**

Les systèmes immunitaire et hormonal subissent également des bouleversements. Le corps, en état d'alerte permanent, mobilise ses défenses, épuisant progressivement ses ressources. Cette suractivation chronique peut fragiliser les défenses naturelles.

Au niveau psychologique, les répercussions se révèlent tout aussi profondes. L'anxiété s'installe insidieusement, alimentée par la crainte des pics douloureux. Marie-Claire, enseignante, confie: **"Je vis dans l'appréhension constante de la prochaine crise."**

La concentration et la mémoire peuvent également être affectées. Le cerveau, mobilisé par la gestion constante de la douleur, peine à maintenir son efficacité habituelle. Les patients évoquent souvent un **"brouillard mental"** perturbant leurs activités quotidiennes.

L'image de soi se transforme progressivement. Laurent, ancien sportif, exprime ce changement: **"Je ne me reconnais plus dans ce corps qui me limite. J'ai dû redéfinir qui je suis."** Cette reconstruction identitaire représente un défi majeur.

Les relations sociales souffrent également de cette situation. L'incompréhension de l'entourage face à une douleur invisible peut créer un sentiment d'isolement. **"Comment expliquer une douleur que personne ne peut voir?"** questionne Isabelle, 45 ans.

La vie émotionnelle oscille souvent entre frustration, colère et découragement. Ces émotions, parfaitement normales, peuvent néanmoins amplifier la perception de la douleur, créant un cercle vicieux difficile à briser.

La sophrologie propose une approche globale pour adresser ces différents aspects. En travaillant simultanément sur le corps et l'esprit, elle aide à restaurer un équilibre souvent compromis par la douleur chronique.

Les exercices de respiration et de relaxation agissent comme des ponts entre le physique et le mental. Ils permettent de relâcher les tensions corporelles tout en apaisant l'esprit, restaurant progressivement une harmonie intérieure.

La pratique régulière développe de nouvelles ressources pour faire face à la douleur. Les patients redécouvrent leur capacité à influencer positivement leur état, tant physique que mental.

Votre corps n'est pas votre ennemi - ensemble, nous pouvons réapprendre à l'écouter et à l'accompagner vers un meilleur équilibre.

1.4 Le cercle vicieux douleur-stress-tension

La douleur chronique fonctionne comme un orchestre mal accordé, où chaque instrument - la douleur, le stress et la tension - joue sa partition de manière désynchronisée, créant une spirale d'amplification mutuelle.

Prenons l'exemple de Mathilde, une architecte de 43 ans. Sa journée commence par une douleur lombaire. Cette sensation désagréable déclenche immédiatement une réaction de stress: **"Et si je ne pouvais pas terminer mes projets aujourd'hui?"** Cette pensée anxiogène provoque une crispation involontaire de ses muscles, augmentant la tension physique.

Le stress active notre système nerveux sympathique, celui de la réaction **"combat ou fuite"**. Les muscles se contractent, la respiration s'accélère, le cœur bat plus vite. Victor, commercial de 51 ans, décrit ce phénomène: **"Dès que la douleur arrive, je sens tout mon corps se raidir, comme un animal prêt à bondir."**

Ces tensions physiques amplifient la douleur initiale, créant une nouvelle source d'anxiété. Patricia, enseignante, compare ce processus à **"une boule de neige qui grossit en dévalant la pente, ramassant toujours plus d'inquiétudes et de tensions sur son passage."**

Les pensées négatives s'invitent dans cette danse. **"Je ne m'en sortirai jamais"**, **"Cette douleur va encore gâcher ma journée"**. Ces ruminations mentales augmentent le niveau de stress, renforçant encore les tensions musculaires.

Le sommeil devient souvent la première victime de ce cercle vicieux. L'anxiété perturbe l'endormissement, le manque de repos fragilise la résistance à la douleur, et la fatigue amplifie le stress. Comme le souligne Antoine, 47 ans: **"C'est un carrousel infernal dont je ne sais plus descendre."**

La sophrologie propose des points d'entrée multiples pour briser ce cycle. La respiration consciente permet de réduire immédiatement la tension physique. Les exercices de relaxation dynamique diminuent progressivement le niveau de stress global.

Les techniques de visualisation positive créent une distance salutaire avec la douleur. Claire, consultante de 39 ans, témoigne: **"J'ai appris à visualiser ma douleur comme un nuage qui passe, plutôt que comme une montagne insurmontable."**

Le travail sur la conscience corporelle aide à repérer les premiers signes de tension. Cette vigilance bienveillante permet d'intervenir avant que le cercle vicieux ne s'installe pleinement.

La pratique régulière développe de nouveaux automatismes. Le corps et l'esprit apprennent progressivement à maintenir un état de détente, même en présence de la douleur.

Les exercices quotidiens agissent comme des **"coupe-circuits"**, interrompant la cascade douleur-stress-tension avant qu'elle ne prenne trop d'ampleur. Chaque petite pause sophrologique devient une opportunité de reset.

La compréhension de ce mécanisme représente déjà un premier pas vers sa maîtrise. En identifiant les différents maillons de cette chaîne, nous pouvons intervenir plus efficacement à chaque niveau.

Votre douleur n'est pas une prison - elle est une porte que nous pouvons apprendre à ouvrir ensemble.

1.5 Témoignages de patients

Les témoignages de mes patients éclairent d'une lumière particulièrement authentique le vécu de la douleur chronique. Leurs histoires, à la fois uniques et universelles, nous permettent de mieux comprendre cette expérience complexe.

Sylvie, 47 ans, souffrant de fibromyalgie: **"Au début, je pensais que personne ne pourrait comprendre. La sophrologie m'a appris à écouter mon corps différemment. Les exercices de respiration sont devenus mes alliés quotidiens. Aujourd'hui, je ne laisse plus la douleur diriger ma vie."**

Philippe, cadre de 52 ans, atteint de lombalgies chroniques: **"La douleur était comme un mur entre moi et ma vie. Les séances de sophrologie m'ont appris à créer des espaces de détente, même au bureau. Ces petites pauses sont devenues mes moments de reconquête."**

Marie-Anne, 38 ans, migraineuse chronique raconte son parcours: **"Les migraines dictaient mon agenda. La sophrologie m'a donné des outils pour anticiper et gérer les crises. J'ai redécouvert le plaisir de faire des projets sans cette peur constante."**

Robert, 63 ans, souffrant d'arthrose généralisée: **"Je me sentais vieillir avant l'âge. Les mouvements doux de la sophrologie ont réveillé des possibilités que je croyais perdues. Chaque petit progrès est une victoire sur la douleur."**

Sophie, professeure de 41 ans témoigne: **"La douleur neuropathique après mon zona me rendait irritable, fatiguée. Les techniques de visualisation positive m'ont permis de reprendre le contrôle. Mes élèves ont remarqué le changement dans mon attitude."**

Michel, artisan de 55 ans partage son expérience: **"Je pensais devoir abandonner mon métier. La pratique quotidienne des exercices sophrologiques m'a permis d'adapter mon travail plutôt que de l'arrêter. J'ai appris à respecter mes limites."**

Carole, 44 ans, atteinte de polyarthrite: **"La sophrologie m'a enseigné que la douleur n'était pas une fatalité. Les techniques d'ancrage positif me permettent de garder le moral, même pendant les périodes difficiles. Mon entourage note ma transformation."**

Laurent, sportif de 35 ans: **"Après mon accident, je croyais ma vie d'athlète terminée. La sophrologie m'a aidé à reconstruire une nouvelle relation avec mon corps. J'ai découvert une autre forme de performance: celle de l'équilibre intérieur."**

Ces témoignages partagent un fil conducteur: la découverte d'une nouvelle façon d'habiter son corps et de vivre avec la douleur. Chacun a trouvé, à travers la sophrologie, des ressources insoupçonnées.

La transformation ne se fait pas en un jour, mais chaque petit pas compte. Ces histoires nous rappellent que le changement est possible, que la douleur chronique, si elle ne peut pas toujours être supprimée, peut être apprivoisée.

Les voix de ces patients résonnent comme autant de messages d'espoir pour ceux qui entreprennent ce voyage vers un nouvel équilibre.

Accédez à vos cadeaux bonus en scannant ce QR code:

BONUS-1- SCAN CORPOREL POUR APAISER LA DOULEUR.mp3
BONUS-2-MEDITATION-PLEINE CONSCIENCE POUR APAISER.mp3
BONUS 3 - Journal de suivi-SOPHROLOGIE.pdf
FICHE PRATIQUE N°1 - EXERCICE DE RESPIRATION ABDOMINALE.pdf
FICHE PRATIQUE N°2 - RELAXATION DYNAMIQUE NIVEAU 1.pdf

CHAPITRE 2: Introduction à la Sophrologie

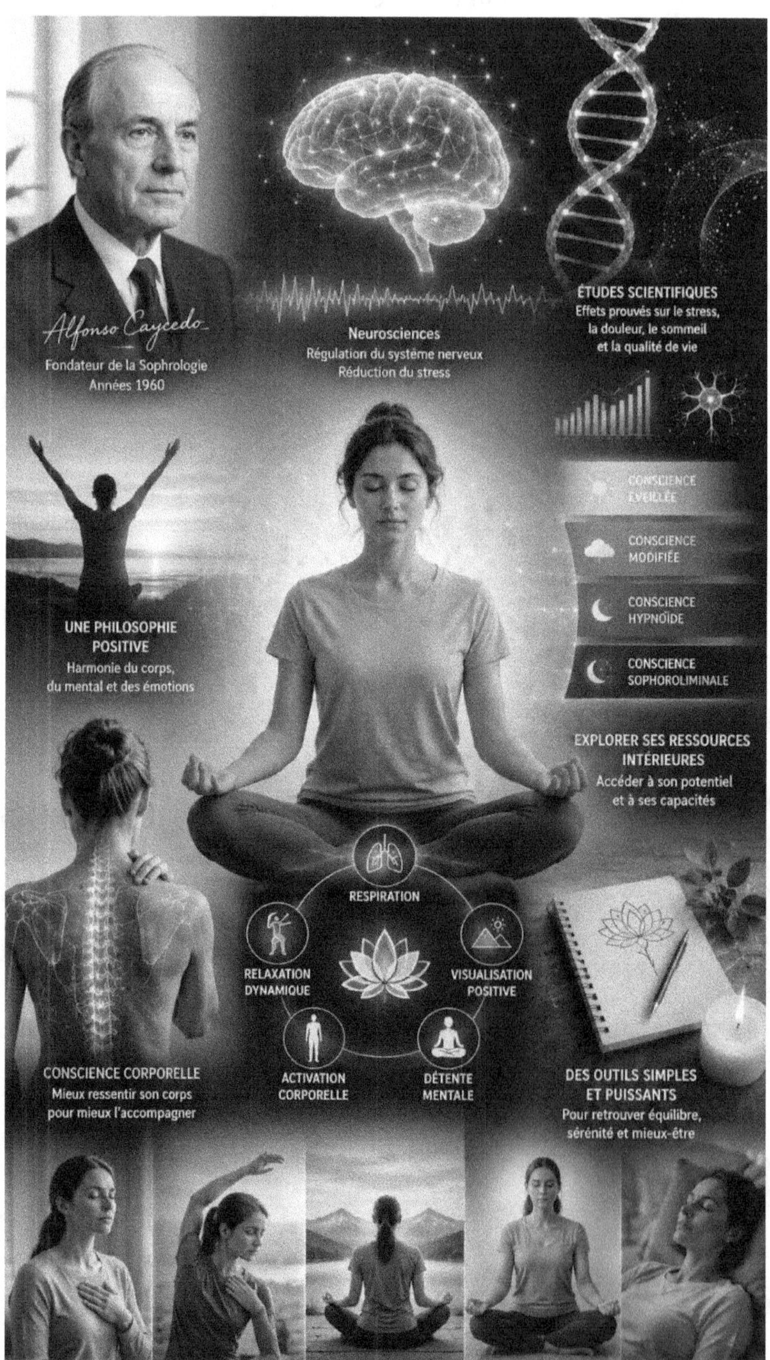

2.1 Origines et principes fondamentaux

La sophrologie naît d'une rencontre fascinante entre l'Orient et l'Occident. Créée dans les années 1960 par le neuropsychiatre Alfonso Caycedo, cette discipline unit harmonieusement la rigueur de la médecine occidentale et la sagesse des pratiques orientales.

Le terme **"sophrologie"** puise ses racines dans le grec ancien: **"sos"** (harmonie), **"phren"** (conscience) et **"logos"** (étude). Cette étymologie révèle l'essence même de la discipline: l'étude de la conscience harmonieuse.

Durant son parcours initiatique en Asie, Caycedo s'est imprégné des pratiques méditatives du zen japonais, du yoga indien et de la méditation tibétaine. De retour en Europe, il a synthétisé ces apprentissages en une méthode accessible à tous, adaptée à notre mode de vie occidental.

Le premier principe fondamental repose sur le schéma corporel. La sophrologie nous invite à redécouvrir notre corps dans sa globalité, à développer une conscience affinée de nos sensations. Cette approche se révèle particulièrement précieuse dans la gestion de la douleur chronique.

La **"conscience sophronique"** constitue le deuxième pilier. Cet état particulier de conscience, entre veille et sommeil, permet d'accéder plus facilement à nos ressources intérieures. Dans cet espace privilégié, nous pouvons transformer notre relation à la douleur.

L'alliance du corps et de l'esprit forme le troisième principe essentiel. La sophrologie reconnaît leur interdépendance profonde. Chaque exercice engage simultanément ces deux dimensions, créant une synergie thérapeutique puissante.

La vivance positive, quatrième principe fondamental, nous encourage à porter notre attention sur les sensations agréables, même infimes. Cette orientation permet de développer un nouveau rapport au corps, au-delà de la douleur.

Le principe d'adaptabilité caractérise également la sophrologie. Chaque technique peut être modulée selon les besoins et les capacités de chacun. Cette flexibilité rend la pratique accessible même aux personnes très limitées dans leurs mouvements.

L'autonomie représente un autre pilier majeur. La sophrologie vise à donner des outils que chacun peut utiliser seul, devenant acteur de son mieux-être. Cette autonomisation s'avère particulièrement précieuse dans la gestion quotidienne de la douleur.

La réalité objective constitue le dernier principe fondamental. La sophrologie nous invite à accepter notre situation présente tout en ouvrant des perspectives d'amélioration. Cette approche équilibrée évite les pièges du déni comme ceux du découragement.

Ces principes se conjuguent dans une méthodologie progressive et structurée. Chaque séance construit sur les acquis précédents, permettant une intégration naturelle des pratiques dans le quotidien.

La force de la sophrologie réside dans cette alliance unique entre simplicité des exercices et profondeur des effets. Ses principes fondamentaux tracent un chemin accessible vers une meilleure gestion de la douleur chronique.

Les racines anciennes de la sophrologie nourrissent un arbre dont les branches s'étendent vers notre avenir.

2.2 Les bases scientifiques de la sophrologie

La sophrologie repose sur des fondements scientifiques solides, validés par les récentes découvertes en neurosciences. En tant que psychologue, j'observe quotidiennement comment ces mécanismes s'activent lors des séances avec mes patients.

L'imagerie cérébrale moderne révèle les changements qui s'opèrent dans le cerveau pendant la pratique sophrologique. Les zones liées à la gestion de la douleur montrent une activité modifiée, suggérant une meilleure régulation des signaux douloureux.

La respiration consciente, pilier de la sophrologie, influence directement notre système nerveux autonome. Cette action se traduit par une diminution mesurable du cortisol, l'hormone du stress, et une augmentation des endorphines, nos antidouleurs naturels.

Le phénomène de neuroplasticité joue un rôle central. Rachel, 45 ans, témoigne: **"Après trois mois de pratique régulière, ma perception de la douleur a changé. Mon cerveau a appris de nouvelles façons de répondre aux sensations désagréables."**

Les études sur la cohérence cardiaque, intégrée dans les exercices sophrologiques, démontrent son impact sur la variabilité du rythme cardiaque. Cette harmonisation physiologique renforce notre résistance naturelle à la douleur.

La visualisation positive, autre technique clé, active les mêmes zones cérébrales que l'expérience réelle. Marc, kinésithérapeute, explique: **"Les patients qui pratiquent régulièrement ces exercices développent une meilleure tolérance à la douleur."**

Les recherches sur le système immunitaire montrent que la pratique régulière de la sophrologie renforce nos défenses naturelles. Cette amélioration contribue à une meilleure gestion des inflammations chroniques, souvent associées à la douleur.

L'état de conscience modifiée, caractéristique de la sophrologie, correspond à des ondes cérébrales spécifiques mesurables par électroencéphalogramme. Cet état facilite la reprogrammation positive de nos réponses à la douleur.

Les études sur le stress oxydatif révèlent que les techniques sophrologiques contribuent à réduire les marqueurs biologiques de l'inflammation. Sophie, rhumatologue, observe: **"Mes patients pratiquant la sophrologie présentent souvent des bilans inflammatoires plus favorables."**

L'impact sur le système limbique, centre des émotions, explique l'amélioration de l'humeur constatée chez les pratiquants. Cette régulation émotionnelle participe activement à une meilleure gestion de la douleur chronique.

Les recherches sur le microbiote intestinal suggèrent qu'en réduisant le stress chronique, la sophrologie influence positivement notre **"deuxième cerveau"**, contribuant à une meilleure régulation de l'inflammation systémique.

L'analyse des marqueurs biologiques avant et après la pratique régulière montre des changements significatifs dans les niveaux de neurotransmetteurs associés au bien-être et à la gestion de la douleur.

La science dévoile chaque jour davantage les mystères de notre corps-esprit, confirmant ce que les pratiquants de sophrologie expérimentent depuis longtemps: notre pouvoir de transformation est inscrit jusque dans nos cellules.

2.3 Les différents niveaux de conscience

La sophrologie nous invite à explorer différents états de conscience, tels des paysages intérieurs aux propriétés uniques. Dans mon cabinet, j'accompagne quotidiennement mes patients dans la découverte de ces territoires méconnus de leur esprit.

La conscience ordinaire, notre état d'éveil habituel, représente notre premier niveau. C'est l'état dans lequel nous fonctionnons au quotidien, où la douleur occupe souvent le premier plan. Claire, 41 ans, décrit: **"Dans cet état, ma douleur semblait toujours gagner la partie."**

Le premier niveau sophronique se caractérise par une légère modification de la conscience. Les muscles se détendent doucement, la respiration s'apaise. Anne, professeure, témoigne: **"C'est comme entrer dans une bulle de calme tout en restant parfaitement lucide."**

Le deuxième niveau nous emmène plus profondément dans la détente. Les sensations corporelles se transforment, la perception du temps change. Thomas, architecte, raconte: **"Dans cet état, ma douleur chronique devient plus diffuse, moins envahissante."**

Le troisième niveau sophronique nous fait découvrir un état de profonde relaxation. Les limites habituelles du corps semblent se dissoudre. Marie-Hélène partage: **"J'ai l'impression que mon corps devient plus léger, comme si la douleur perdait de son emprise."**

Le quatrième niveau représente l'état le plus profond. La conscience s'élargit considérablement, permettant une nouvelle perspective sur nos sensations. Laurent décrit: **"C'est comme observer la douleur depuis une grande distance, sans être submergé par elle."**

Ces niveaux ne sont pas des paliers rigides mais plutôt un continuum d'états de conscience. Chacun peut naviguer librement entre ces différents états, selon ses besoins et ses capacités du moment.

La pratique régulière affine notre capacité à accéder volontairement à ces différents niveaux. Sophie, infirmière, note: **"Avec l'expérience, je peux rapidement trouver l'état qui m'aide le mieux à gérer ma douleur."**

Chaque niveau offre des possibilités thérapeutiques spécifiques. Les exercices de visualisation, par exemple, deviennent plus puissants dans les niveaux plus profonds. Les suggestions positives s'ancrent plus durablement.

L'apprentissage de ces états modifiés de conscience s'apparente à l'acquisition d'une nouvelle compétence. Comme l'explique Paul, 55 ans: **"C'est comme apprendre une nouvelle langue, celle de mon monde intérieur."**

La sophrologie nous apprend à utiliser ces différents niveaux comme autant d'outils pour gérer la douleur. Chaque état devient une ressource potentielle, un refuge accessible à volonté.

Cette exploration progressive des niveaux de conscience ouvre de nouvelles perspectives dans la gestion de la douleur chronique. Elle révèle des espaces de liberté insoupçonnés au cœur même de notre expérience.

Votre conscience est un océan aux multiples profondeurs - chaque niveau vous offre une nouvelle façon de danser avec les vagues de la douleur.

2.4 Le schéma corporel et la conscience corporelle

Notre corps nous parle constamment, mais la douleur chronique peut brouiller ce dialogue précieux. La sophrologie nous aide à restaurer cette communication subtile, en affinant notre conscience corporelle.

Le schéma corporel représente la carte mentale que nous avons de notre propre corps. Chez les personnes souffrant de douleur chronique, cette carte peut se déformer. Sarah, danseuse de 38 ans, explique: **"Ma jambe douloureuse me semblait énorme, déconnectée du reste de mon corps."**

La sophrologie propose une redécouverte progressive de cette cartographie intérieure. Grâce à des exercices spécifiques, nous apprenons à percevoir notre corps dans sa globalité, au-delà des zones douloureuses.

Le scanning corporel constitue une pratique fondamentale. En parcourant mentalement chaque partie de notre corps, nous développons une conscience plus fine des sensations. Pierre, artisan de 51 ans, témoigne: **"J'ai découvert que certaines zones de mon corps restaient agréables à ressentir."**

La respiration consciente joue un rôle central dans ce processus. Elle devient un pont entre le corps et l'esprit, permettant d'explorer les sensations corporelles avec plus de douceur. Chaque inspiration apporte une nouvelle conscience, chaque expiration libère les tensions.

Les mouvements doux et conscients permettent de réhabiter progressivement son corps. Hélène, comptable, partage: **"Ces gestes simples m'ont reconnectée à des sensations de plaisir que j'avais oubliées depuis longtemps."**

L'ancrage dans le présent constitue une clé majeure. En développant notre conscience corporelle, nous apprenons à nous extraire des anticipations anxieuses liées à la douleur. Le corps devient un allié plutôt qu'un adversaire.

Les exercices de boundaries (limites corporelles) aident à redéfinir les contours de notre corps. Michel raconte: **"Avant, ma douleur semblait sans limites. Maintenant, je peux mieux la localiser et donc mieux la gérer."**

La sophrologie nous invite à explorer les différentes **"enveloppes"** de notre corps: la peau, les muscles, les organes. Cette exploration en profondeur développe une nouvelle intimité avec notre corps.

Les visualisations positives enrichissent notre schéma corporel. En imaginant des sensations agréables, nous créons de nouveaux circuits neuronaux qui viennent contrebalancer les messages de douleur.

La pratique régulière affine notre proprioception - cette capacité à sentir la position et le mouvement de notre corps dans l'espace. Cette conscience accrue permet une meilleure adaptation aux situations quotidiennes.

L'intégration du schéma corporel se fait progressivement, comme un puzzle qui se complète peu à peu. Chaque séance apporte une nouvelle pièce, une nouvelle compréhension de notre corps.

Votre corps n'est pas une prison de douleur - c'est un jardin sensible qui attend d'être redécouvert avec bienveillance.

2.5 Les principaux outils sophrologiques

La sophrologie offre une véritable boîte à outils pour gérer la douleur chronique. Chaque technique représente une clé différente pour ouvrir les portes du mieux-être.

La respiration sophronique constitue le socle fondamental. Cette technique de respiration consciente et rythmée transforme notre rapport à la douleur. Mathilde, enseignante, témoigne: **"La respiration est devenue mon ancre dans les moments difficiles. Trois respirations profondes suffisent parfois à diminuer l'intensité de ma douleur."**

La relaxation dynamique combine mouvements doux et conscience corporelle. Ces exercices adaptables permettent de maintenir une activité physique même en présence de douleur. Paul, 52 ans, raconte: **"Ces mouvements simples m'ont redonné confiance en mon corps."**

La visualisation positive fait appel à notre imaginaire créatif. En créant des images mentales apaisantes, nous influençons notre perception de la douleur. Sophie décrit: **"J'imagine ma douleur comme une vague qui se retire progressivement, laissant place à une sensation de calme."**

Les techniques d'ancrage nous connectent au moment présent. En développant des points d'appui sensoriels, nous créons des ressources facilement mobilisables. Marie-Claire explique: **"Un simple contact conscient avec ma main sur mon ventre peut m'apaiser rapidement."**

La sophronisation nous guide vers un état de conscience modifié propice à la détente. Cette technique permet d'accéder à un espace intérieur où la douleur perd de son emprise. Laurent observe: **"Dans cet état particulier, je retrouve une forme de liberté."**

Les exercices de boundaries (limites corporelles) aident à mieux définir notre espace personnel. Cette pratique renforce notre sentiment de sécurité et de contrôle. Carole partage: **"J'ai appris à créer une bulle protectrice autour de moi."**

La vivance positive nous invite à amplifier les sensations agréables. Cette technique contrebalance la tendance à se focaliser sur la douleur. Thomas note: **"Je redécouvre des zones de confort dans mon corps que j'avais oubliées."**

Les mouvements de tête stimulent notre système d'équilibre et influencent positivement notre état émotionnel. Ces gestes simples activent des mécanismes naturels de régulation. Anne remarque: **"Ces petits mouvements m'aident à sortir de la spirale négative."**

La concentration sophronique développe notre capacité d'attention sélective. Cette pratique nous permet de choisir consciemment notre focus. Isabelle témoigne: **"J'ai appris à diriger mon attention vers des sensations plus neutres ou agréables."**

Les exercices de phronèse intègrent nos apprentissages dans la vie quotidienne. Cette technique transforme chaque progrès en ressource durable. Pierre constate: **"La sophrologie n'est plus une pratique isolée, elle colore toute ma journée."**

Ces outils forment une symphonie thérapeutique où chaque instrument joue sa partition unique pour créer une mélodie de bien-être.

CHAPITRE 3: La Sophrologie face à la Douleur

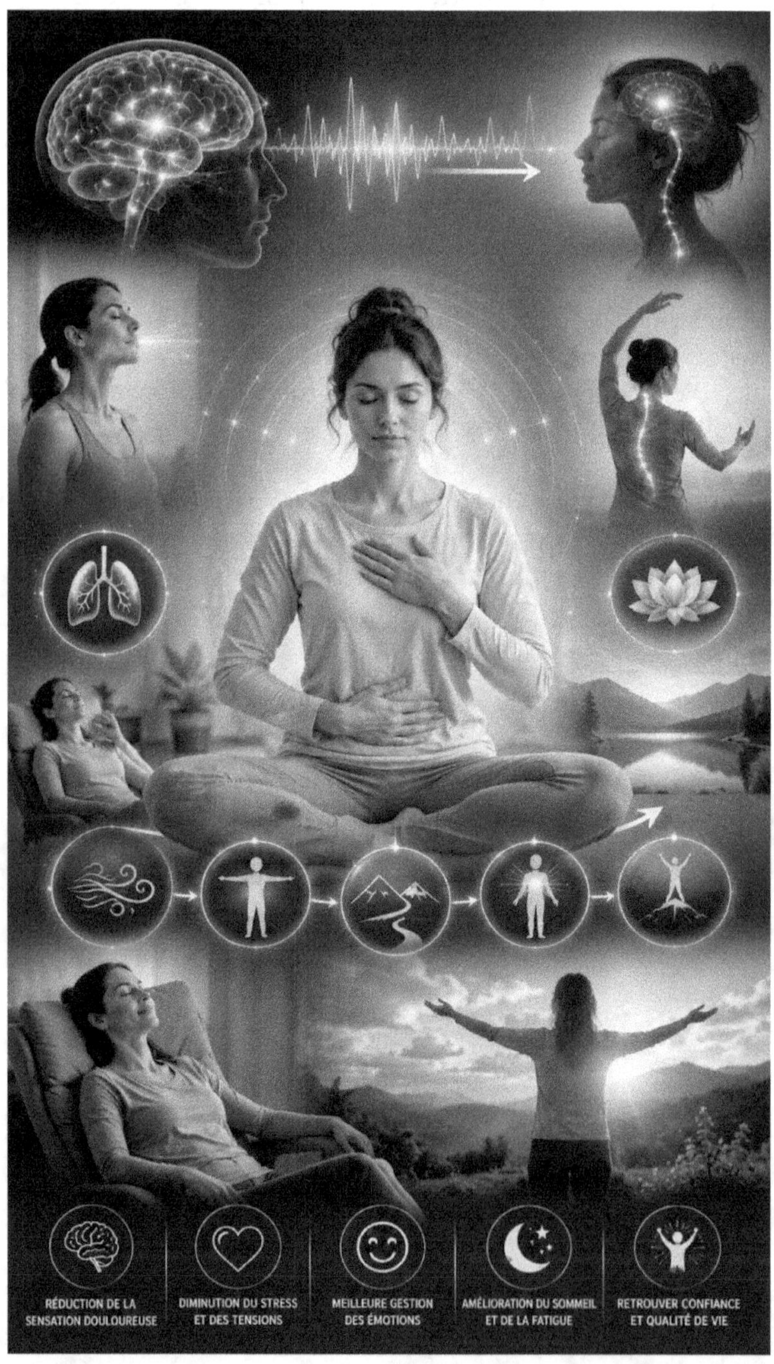

3.1 Comment la sophrologie agit sur la douleur

La sophrologie agit comme un chef d'orchestre, harmonisant plusieurs mécanismes naturels de notre corps pour modifier notre expérience de la douleur. En tant que psychologue, j'observe quotidiennement ses effets remarquables chez mes patients.

L'action commence au niveau du système nerveux autonome. La pratique sophrologique active notre système parasympathique, notre mécanisme naturel de détente. Marie, 45 ans, décrit: **"Dès les premiers exercices de respiration, je sens mon corps se dénouer, comme si quelqu'un desserrait doucement un étau."**

Le deuxième niveau d'action concerne nos hormones. La sophrologie stimule la production d'endorphines, nos antidouleurs naturels. François, artisan, témoigne: **"Après chaque séance, je ressens un état de bien-être qui persiste plusieurs heures, même en présence de ma douleur habituelle."**

La perception même de la douleur se transforme grâce aux techniques de visualisation. En créant de nouvelles images mentales, nous modifions les circuits neuronaux impliqués dans le traitement de la douleur. Claire explique: **"J'ai appris à visualiser ma douleur comme une lumière dont je peux graduellement diminuer l'intensité."**

La sophrologie agit également sur la dimension émotionnelle de la douleur. En réduisant l'anxiété et le stress, elle atténue la composante affective de l'expérience douloureuse. Anne remarque: **"Ma douleur me fait moins peur, je la vis différemment."**

Les tensions musculaires chroniques se relâchent progressivement grâce aux exercices de relaxation dynamique. Ce relâchement musculaire brise le cercle vicieux tension-douleur. Pierre observe: **"Mes épaules ne sont plus en permanence remontées vers mes oreilles."**

La conscience corporelle affinée permet de repérer précocement les signaux d'alerte et d'agir avant l'installation d'une crise douloureuse. Sophie partage: **"J'identifie maintenant les premiers signes de tension et je peux intervenir plus tôt."**

L'attention sélective, développée par la pratique, offre la possibilité de rediriger notre focus mental vers des zones de confort. Patricia note: **"J'ai découvert que je pouvais choisir où porter mon attention, même en présence de douleur."**

Le sommeil s'améliore souvent grâce à la pratique régulière. Cette meilleure qualité de repos renforce naturellement nos capacités à gérer la douleur. Marc témoigne: **"Mes nuits sont plus réparatrices, je me sens plus résistant face à la douleur."**

L'autonomie acquise dans la gestion de la douleur renforce le sentiment d'efficacité personnelle. Cette confiance retrouvée influence positivement notre seuil de tolérance à la douleur.

La régularité de la pratique crée de nouveaux automatismes corporels et mentaux. Chaque exercice consolide ces nouvelles voies neurologiques, rendant la gestion de la douleur plus naturelle et spontanée.

La douleur n'est pas une sentence - c'est une partition que nous pouvons réorchestrer ensemble grâce à la sophrologie.

3.2 Le rôle de la respiration

La respiration représente le pont naturel entre notre système nerveux volontaire et autonome. Cette passerelle précieuse nous offre un moyen direct d'influencer notre perception de la douleur.

La respiration sophronique commence par une prise de conscience simple. Isabelle, professeure de 43 ans, raconte: **"J'ai découvert que je retenais ma respiration face à la douleur. Apprendre à respirer différemment a changé ma façon de vivre avec elle."**

L'expiration prolongée active notre système parasympathique, notre mécanisme naturel de détente. Marc, informaticien, partage: **"En allongeant doucement mes expirations, je sens la tension se dissiper, comme si mon corps se déchargeait de son excès d'énergie."**

La respiration abdominale profonde massage naturellement nos organes internes. Cette stimulation douce libère des endorphines, nos antidouleurs naturels. Sophie observe: **"Quand je respire dans mon ventre, je sens une chaleur apaisante se diffuser dans tout mon corps."**

Le rythme respiratoire conscient crée un nouveau point d'ancrage pour notre attention. Au lieu de se focaliser sur la douleur, l'esprit trouve un nouveau centre d'intérêt. Anne témoigne: **"Ma respiration est devenue mon refuge quand la douleur s'intensifie."**

La synchronisation du souffle avec de petits mouvements permet de réapprivoiser progressivement la mobilité. Laurent, ancien sportif, explique: **"En coordonnant ma respiration avec des gestes simples, j'ai retrouvé confiance en mon corps."**

Les soupirs de bien-être, ces expirations profondes et libératrices, deviennent des mini-pauses régénérantes dans la journée. Marie-Claire partage: **"Ces moments de relâchement conscient sont comme des îlots de paix dans ma journée."**

L'alternance des narines dans la respiration équilibre nos systèmes nerveux sympathique et parasympathique. Cette technique subtile harmonise notre réponse au stress et à la douleur. Thomas note: **"Cette pratique m'apporte un sentiment d'équilibre presque immédiat."**

La respiration carrée (inspiration, pause, expiration, pause de même durée) structure notre rapport au temps. Cette régularité apaisante influence positivement notre perception de la douleur. Claire remarque: **"Ce rythme régulier m'aide à sortir de la spirale d'anxiété."**

L'observation bienveillante du souffle nous reconnecte au moment présent. Cette présence consciente nous libère des anticipations anxieuses liées à la douleur. Paul témoigne: **"Ma respiration est devenue mon ancre dans la tempête."**

La cohérence cardiaque, synchronisation naturelle entre notre cœur et notre respiration, s'installe progressivement avec la pratique. Cette harmonie renforce notre résistance naturelle à la douleur.

Chaque respiration consciente ouvre une fenêtre vers la liberté - à vous de transformer ces bouffées d'air en bouffées de vie.

3.3 La relaxation dynamique

La relaxation dynamique en sophrologie allie subtilement mouvement et conscience. Cette approche unique permet de retrouver une mobilité en douceur, tout en développant une nouvelle relation avec son corps.

Contrairement à la relaxation classique, la méthode sophrologique maintient une forme d'activité consciente. Catherine, 48 ans, témoigne: **"J'avais peur de bouger à cause de ma fibromyalgie. Ces mouvements doux m'ont réconciliée avec mon corps."**

Les mouvements s'effectuent en pleine conscience, comme une danse lente avec soi-même. Chaque geste devient une exploration, une découverte. Michel, ancien sportif, partage: **"J'ai appris à bouger différemment, à écouter mon corps plutôt qu'à le forcer."**

La progression se fait par paliers, respectant les capacités de chacun. Le principe fondamental reste le non-forçage. Marie, secrétaire, raconte: **"Au début, je bougeais à peine. Maintenant, je retrouve peu à peu l'amplitude de mes mouvements."**

Les exercices commencent souvent debout, explorant l'équilibre et l'ancrage. Cette position favorise la conscience de notre verticalité. Anne explique: **"Me tenir debout différemment a changé ma façon de vivre avec ma lombalgie."**

Les mouvements de la tête et du cou libèrent les tensions accumulées dans cette zone sensible. Paul, informaticien, note: **"Ces simples rotations douces de la tête ont considérablement réduit mes migraines chroniques."**

Les épaules et les bras participent à des mouvements fluides, comme portés par l'air. Cette légèreté retrouvée contraste avec la lourdeur souvent associée à la douleur. Sophie observe: **"Mes épaules ont retrouvé leur souplesse naturelle."**

Le tronc s'éveille à travers des torsions douces et des inclinaisons respectueuses. Ces mouvements réveillent la mobilité vertébrale sans brusquerie. Laurent témoigne: **"Mon dos retrouve progressivement sa flexibilité."**

Les jambes et les pieds redécouvrent leur rôle dans l'équilibre global. Chaque pas devient une opportunité de conscience. Claire partage: **"Marcher est redevenu un plaisir plutôt qu'une épreuve."**

La coordination respiration-mouvement crée une harmonie nouvelle. Ce dialogue subtil entre souffle et geste amplifie les bienfaits de la pratique. Isabelle remarque: **"La synchronisation du mouvement avec ma respiration rend l'exercice presque méditatif."**

Les pauses entre les mouvements permettent d'intégrer les sensations nouvelles. Ces moments de repos actif consolident les acquis. Thomas note: **"Dans ces instants de pause, je sens mon corps se réorganiser."**

La régularité transforme ces exercices en rituels bienfaisants. Chaque séance construit sur les précédentes, créant une spirale positive d'amélioration.

Le mouvement devient votre allié dans la danse de la vie - même avec la douleur, vous pouvez créer votre propre chorégraphie de bien-être.

3.4 La visualisation positive

La visualisation positive représente un outil puissant pour transformer notre expérience de la douleur chronique. Cette technique sophrologique utilise la capacité naturelle de notre cerveau à créer des images mentales apaisantes. Chaque personne développe ses propres images ressources. Marie, artiste de 45 ans, visualise sa douleur comme une couleur qui s'estompe progressivement: **"Je vois ma douleur comme un rouge vif qui se transforme doucement en un bleu apaisant. Cette image m'aide à reprendre le contrôle."**

Les sensations de fraîcheur ou de chaleur peuvent être convoquées mentalement. Pierre, jardinier, imagine une douce chaleur enveloppant sa zone douloureuse: **"Cette chaleur imaginée devient presque réelle, comme un baume naturel sur mes articulations."**

L'imagination permet de modifier la texture de la douleur. Sophie utilise l'image d'une matière qui se transforme: **"Ma douleur, d'abord dure comme la pierre, devient progressivement souple comme du sable, puis fluide comme l'eau."**

Les éléments naturels offrent une source riche d'inspiration. Antoine visualise une vague apaisante: **"Chaque respiration devient une vague qui emporte un peu de ma douleur, la diluant dans l'immensité de l'océan."** Les métaphores de mouvement aident à percevoir la douleur comme transitoire. Claire imagine des nuages qui passent: **"Comme les nuages dans le ciel, je laisse ma douleur passer sans essayer de la retenir ou de la repousser."**

La lumière représente un thème fréquent et efficace. Thomas visualise un rayon de soleil: **"Cette lumière dorée traverse mon corps, transformant les zones de tension en espaces de détente."**

Les images de nature créent un environnement mental ressourçant. Isabelle s'imagine dans un jardin: **"Dans ce jardin intérieur, ma douleur s'allège, comme une feuille portée par une brise légère."**

Les sons peuvent accompagner la visualisation. Marc entend le murmure d'un ruisseau: **"Le son de l'eau qui coule m'aide à fluidifier mes sensations douloureuses."**

Les sensations tactiles imaginées enrichissent l'expérience. Anne visualise une main apaisante: **"Je sens une main bienveillante qui dissout doucement mes points de tension."**

La pratique régulière renforce l'efficacité de ces visualisations. Chaque séance approfondit notre capacité à générer des images ressourçantes. Laurent témoigne: **"Avec le temps, mes visualisations deviennent plus vivantes, plus efficaces."** Ces images positives créent de nouveaux circuits neuronaux, offrant des alternatives aux schémas de douleur habituels. Patricia observe: **"Mon cerveau a appris à emprunter ces nouveaux chemins de bien-être."**

La visualisation nous rappelle que notre imagination peut devenir notre plus puissante alliée dans la gestion de la douleur chronique.

Votre esprit est un jardin où vous pouvez cultiver des images de bien-être, même quand votre corps traverse la tempête.

3.5 L'activation du corps-ressource

Le corps-ressource représente cette partie de nous qui reste fonctionnelle, confortable et pleine de potentiel, même en présence de douleur chronique. La sophrologie nous aide à redécouvrir et à mobiliser ces zones de confort souvent oubliées.

Dans mon expérience de psychologue, j'observe comment cette approche transforme la relation au corps. Sarah, enseignante de 42 ans, partage: **"J'ai découvert que certaines parties de mon corps restaient paisibles, même pendant les crises. Ces zones sont devenues mes refuges."**

La première étape consiste à cartographier son corps différemment. Au lieu de se focaliser sur les zones douloureuses, nous explorons les espaces de bien-être. Michel, 55 ans, raconte: **"Ma main gauche ne me fait jamais mal. J'ai appris à utiliser cette sensation agréable comme point d'ancrage."** Les micro-mouvements confortables deviennent des alliés précieux. Anne témoigne: **"Le simple fait de bouger légèrement mes doigts me reconnecte à une sensation de fluidité, même quand mon dos me fait souffrir."**

La respiration consciente active naturellement certaines zones ressources. Paul explique: **"Quand je respire profondément, mon ventre devient un espace de détente qui rayonne vers le reste du corps."** Les points d'appui jouent un rôle essentiel. Chaque contact avec une surface stable peut devenir une ressource. Marie note: **"Le contact de mes pieds avec le sol m'apporte un sentiment de sécurité immédiat."** Les sensations agréables, même minimes, méritent notre attention. Claire partage: **"J'ai appris à savourer la douceur d'un vêtement sur ma peau, la chaleur d'un rayon de soleil. Ces petits plaisirs contrebalancent la douleur."**

La mémoire corporelle positive nous aide à retrouver des sensations de bien-être. Thomas se souvient: **"En me remémorant la sensation de flotter dans l'eau, tout mon corps se détend naturellement."** Les gestes quotidiens peuvent être transformés en moments ressources. Sophie observe: **"Se brosser les cheveux, se masser doucement les mains - ces gestes simples sont devenus mes rituels de bien-être."**

L'attention sélective, comme le souligne Laurent, permet de créer des **"îlots de confort"** en focalisant sur les sensations positives. Patricia confirme: plus on pratique, plus on y accède facilement.

Le corps-ressource devient un refuge toujours disponible, une source intarissable de bien-être. Cette approche nous rappelle que même dans la douleur, des espaces de confort existent et peuvent être cultivés.

Votre corps n'est pas qu'un territoire de douleur - c'est une terre fertile où peuvent fleurir mille sensations de bien-être.

CHAPITRE 4: Protocole Sophrologique pour la Douleur Chronique

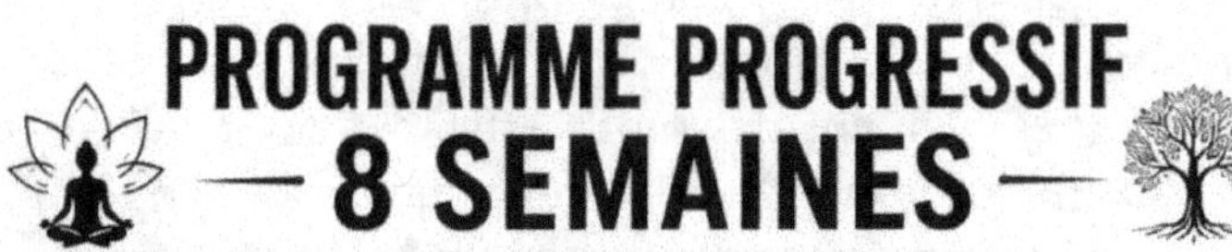

4.1 Programme progressif sur 8 semaines

La mise en place d'un programme sophrologique structuré sur huit semaines permet aux personnes souffrant de douleurs chroniques d'acquérir progressivement des outils efficaces pour mieux gérer leur quotidien. Cette approche méthodique favorise l'apprentissage et l'intégration des techniques, tout en respectant le rythme de chacun.

Semaine 1 - Découverte et ancrage

Les premières séances se concentrent sur la prise de conscience corporelle et la respiration. L'apprentissage de la respiration synchronique (inspiration/expiration équilibrée) constitue la base fondamentale. Les participants découvrent également la position assise confortable dite **"de Caycedo"**, favorisant une pratique régulière sans inconfort.

Semaine 2 - Détente musculaire progressive

L'accent se porte sur la relaxation dynamique du premier degré. Cette technique alterne contraction et relâchement musculaire, permettant de repérer les zones de tension liées à la douleur. La sophrologie enrichit cette approche par des exercices de visualisation positive, créant une distance avec la sensation douloureuse.

Semaine 3 - Conscience corporelle approfondie

Les pratiquants explorent la technique du **"balayage corporel"**, développant une attention fine aux sensations. Cette étape renforce la capacité à localiser précisément les zones douloureuses tout en cultivant la perception des zones de confort, créant un équilibre nouveau dans le ressenti corporel.

Semaine 4 - Gestion émotionnelle

Le programme intègre des exercices de respiration thoracique et abdominale, combinés à des méditations visuelles. Les participants apprennent à identifier les liens entre leurs émotions et l'intensité de leurs douleurs, développant ainsi des stratégies d'adaptation personnalisées.

Semaine 5 - Renforcement des ressources

Cette phase mobilise les capacités d'imagination positive. Les exercices proposés visent à activer les ressources intérieures: souvenirs agréables, moments de bien-être, situations de réussite. Ces ancrages positifs deviennent des outils précieux dans les moments difficiles.

Semaine 6 - Mouvement et fluidité

L'introduction de mouvements doux synchronisés avec la respiration permet de renouer avec une gestuelle harmonieuse. Les exercices, adaptés aux capacités de chacun, redonnent confiance dans les possibilités du corps malgré la douleur.

Semaine 7 - Autonomie et adaptation

Les participants apprennent à personnaliser les techniques en fonction de leurs besoins spécifiques. Cette semaine met l'accent sur la création d'une routine quotidienne réaliste, intégrant les outils sophrologiques les plus pertinents pour chacun.

Semaine 8 - Intégration et projection

La dernière semaine consolide les acquis et prépare l'avenir. Les praticiens élaborent leur **"boîte à outils"** personnalisée, regroupant les techniques les plus efficaces pour eux. Un temps de réflexion permet d'identifier les progrès réalisés et de définir des objectifs pour maintenir une pratique régulière.

La force de ce programme réside dans sa progression naturelle, permettant une appropriation durable des techniques sophrologiques. Chaque personne devient ainsi actrice de son mieux-être, capable d'influencer positivement sa relation à la douleur chronique.

4.2 Exercices quotidiens de base

Les exercices quotidiens de sophrologie constituent le socle fondamental pour apprivoiser la douleur chronique. Cette pratique régulière, accessible à tous, se décompose en plusieurs exercices simples mais puissants, réalisables en position assise ou allongée selon votre confort.

La respiration consciente (10 minutes)

Commencez votre journée par une respiration abdominale profonde. Placez une main sur votre ventre et observez son mouvement naturel. Inspirez lentement par le nez en gonflant le ventre, puis expirez doucement par la bouche en le laissant descendre. Cette respiration active le système nerveux parasympathique, diminuant naturellement les tensions liées à la douleur.

La cohérence cardiaque (5 minutes)
Pratiquez trois fois par jour ce rythme respiratoire spécifique: inspirez sur 4 temps, puis expirez sur 6 temps. Cette cadence, maintenue pendant cinq minutes, harmonise le rythme cardiaque et libère des hormones anti-stress, créant une pause réparatrice dans votre journée.

Le balayage corporel (15 minutes)
Allongé confortablement, parcourez mentalement chaque partie de votre corps, des orteils jusqu'à la tête. À chaque zone, prenez conscience des sensations présentes sans jugement. Cette technique développe une nouvelle relation avec votre corps, au-delà de la douleur.

La bulle de protection (5-10 minutes)
Visualisez une bulle de lumière enveloppante qui vous protège. À chaque inspiration, cette bulle se renforce de couleurs apaisantes de votre choix. Cette pratique crée un espace de sécurité et de calme, particulièrement utile au plus fort de la douleur.

Le geste signal (1 minute)
Choisissez un geste simple, comme joindre le pouce et l'index. Associez-le à un moment de bien-être intense. La répétition régulière de ce geste dans votre quotidien réactive instantanément les sensations positives mémorisées.

L'ancrage au sol (5 minutes)
En position assise, prenez conscience du contact de vos pieds avec le sol. Imaginez des racines qui s'enfoncent profondément dans la terre, vous apportant stabilité et énergie. Cet exercice renforce votre sentiment de sécurité et de connexion au présent.

La marche consciente (10 minutes)

Lors de vos déplacements quotidiens, concentrez-vous sur chaque pas. Ressentez le déroulé du pied, le transfert du poids, le mouvement de vos bras. Cette pratique détourne l'attention de la douleur tout en réactivant la mobilité naturelle.

Le mini-sas (2 minutes)
À l'occasion d'un break, prenez trois respirations profondes accompagnées d'une détente volontaire des épaules. Ce petit rituel prévient l'accumulation de tensions et maintient un niveau de détente optimal tout au long de la journée.

Ces exercices, pratiqués régulièrement, tissent un filet de sécurité face à la douleur chronique. La clé réside dans leur simplicité et leur adaptabilité à chaque situation. Comme une goutte d'eau qui creuse la pierre, chaque petite pratique quotidienne transforme durablement votre expérience de la douleur.

4.3 Séances complètes guidées

Les séances complètes guidées offrent une structure approfondie pour explorer pleinement les bienfaits de la sophrologie dans la gestion de la douleur chronique. Ces séances, d'une durée de 30 à 45 minutes, suivent une progression naturelle permettant d'accéder à un état de détente optimal.

Séance matinale "Réveil en douceur"
Débutez en position allongée, sous une couverture légère. La voix du sophrologue vous guide vers une prise de conscience progressive du corps. Les tensions nocturnes se dissolvent grâce à des micro-mouvements doux. La respiration s'amplifie naturellement, oxygénant chaque cellule. Cette séance prépare le corps et l'esprit à accueillir la journée avec sérénité, quelle que soit l'intensité de la douleur.

Séance "Bulle de confort" (mi-journée)
En position assise confortable, cette séance cible spécifiquement les zones douloureuses. La visualisation d'une lumière apaisante parcourt le corps, créant une enveloppe protectrice. Les sensations de chaleur et de légèreté alternent, modifiant subtilement la perception de la

douleur. Cette pratique devient un refuge accessible à tout moment de la journée.

Séance "Voyage intérieur" (après-midi)

Cette exploration profonde combine relaxation dynamique et visualisation. Le corps, d'abord mis en mouvement par des oscillations douces, s'apaise progressivement. L'imaginaire entre alors en jeu: un lieu ressource personnel se construit, riche en détails sensoriels agréables. Cette séance développe la capacité à s'extraire momentanément de la douleur.

Séance "Harmonisation corps-esprit" (soirée)

Allongé confortablement, le pratiquant est guidé dans une détente progressive de chaque groupe musculaire. La respiration, synchronisée avec des mouvements très lents, libère les tensions accumulées. Un temps d'intégration silencieux permet d'ancrer les sensations positives, préparant à une nuit réparatrice.

Séance "SOS douleur intense"

Cette séance courte (15 minutes) répond aux moments de crise. La voix guide rapidement vers des points d'ancrage corporels exempts de douleur. La respiration, amplifiée par des gestes simples des mains, crée une diversion efficace. Des suggestions positives renforcent la capacité naturelle du corps à s'adapter.

Séance "Récupération profonde"

Particulièrement adaptée aux périodes de fatigue intense, cette séance utilise la position allongée avec supports (coussins, couverture). L'attention se porte sur les espaces de confort dans le corps, aussi infimes soient-ils. La voix guide vers un état de récupération proche du sommeil, sans jamais y basculer complètement.

Chaque séance se termine par un temps d'intégration et un retour progressif à l'état de veille active. Les participants apprennent à noter leurs ressentis dans un carnet dédié, créant ainsi une cartographie personnelle de leur expérience. Les enregistrements de ces séances deviennent des compagnons fidèles, disponibles selon les besoins et les moments de la journée.

La régularité dans la pratique de ces séances guidées tisse une nouvelle trame de vie, où la douleur chronique, sans disparaître, trouve sa place dans un espace plus vaste de conscience et de sérénité.

4.4 Adaptation des exercices selon les pathologies

La sophrologie, par sa souplesse d'application, s'adapte naturellement aux différentes formes de douleurs chroniques. Chaque pathologie nécessite des ajustements spécifiques pour maximiser les bénéfices thérapeutiques tout en respectant les limites du corps.

Pour la fibromyalgie

Les exercices privilégient la position allongée avec support, minimisant les points de pression. La respiration synchronique s'effectue sans amplitude excessive, évitant de solliciter les zones sensibles. Les mouvements doux des doigts et des orteils initient la pratique, avant d'explorer progressivement des mobilisations plus amples selon les capacités du jour.

Pour l'arthrose

Les séances débutent par un temps d'observation des sensations articulaires. La chaleur générée par la respiration consciente aide à assouplir les articulations. Les mouvements s'effectuent dans une amplitude confortable, sans forcer. L'imagerie positive associe souplesse et fluidité, restaurant progressivement la confiance dans les possibilités de mouvement.

Pour les lombalgies chroniques

La position semi-allongée, genoux fléchis, offre une base sécurisante. Les exercices respiratoires mobilisent doucement le diaphragme, massant indirectement la zone lombaire. Les visualisations intègrent des images d'ancrage et de stabilité, renforçant la sensation de support naturel de la colonne.

Pour les migraines chroniques

Les séances privilégient un environnement calme, tamisé. La respiration s'oriente vers l'expiration, naturellement relaxante. Les exercices de détente des muscles du visage et du cou s'accompagnent de visualisations de fraîcheur et de légèreté. Le travail sur la verticalité renforce l'équilibre cranio-cervical.

Pour les douleurs neuropathiques

L'approche combine relaxation et attention positive aux zones non douloureuses. Les exercices de respiration créent une enveloppe protectrice autour des zones hypersensibles. Les visualisations utilisent des images de fluidité et de circulation harmonieuse, modifiant subtilement la perception des sensations désagréables.

Pour les syndromes de l'intestin irritable

La position en décubitus latéral gauche favorise la détente abdominale. Les exercices respiratoires doux massent délicatement les organes internes. Les visualisations intègrent des images de calme et de régularité, harmonisant le fonctionnement digestif.

Pour les douleurs post-traumatiques

L'approche débute par l'établissement d'un espace sécurisant. Les exercices respectent scrupuleusement les zones d'inconfort. La progression très graduelle permet de reconquérir en douceur les territoires corporels évités, restaurant la confiance dans les capacités du corps.

Recommandations générales d'adaptation:

- ➢ Modifier les positions selon le confort du moment
- ➢ Ajuster l'amplitude des mouvements aux possibilités du jour
- ➢ Adapter la durée des exercices à la fatigue présente
- ➢ Personnaliser les visualisations selon les ressentis individuels
- ➢ Respecter les temps de pause nécessaires
- ➢ Valoriser les plus petits progrès

La véritable force de la sophrologie réside dans sa capacité à s'ajuster tel un costume sur mesure, épousant les contours uniques de chaque expérience de la douleur chronique, transformant ainsi chaque limitation en une opportunité d'exploration et de découverte.

4.5 Journal de bord et suivi des progrès

Le journal de bord sophrologique représente bien plus qu'un simple carnet de notes. Cette pratique écrite transforme l'expérience subjective de la douleur chronique en observations concrètes, permettant de visualiser les évolutions et d'ajuster la pratique en conséquence.

Structure recommandée du journal

Créez des sections distinctes pour différents aspects de votre expérience. Une première page quotidienne note l'intensité de la douleur sur une échelle de 0 à 10, sa localisation sur un schéma corporel simple, et les moments de la journée où elle fluctue. Une deuxième page décrit les exercices pratiqués, leur durée et les sensations ressenties pendant et après la séance.

Suivi des sensations corporelles

Développez un vocabulaire personnalisé pour décrire vos ressentis. Au-delà des termes habituels comme **"douloureux"** ou **"confortable"**, explorez des nuances: picotements, chaleur diffuse, légèreté, ancrage... Cette richesse descriptive affine votre conscience corporelle et révèle des schémas subtils d'amélioration.

Cartographie des moments ressources

Notez les instants où la douleur s'atténue naturellement. Ces observations précieuses permettent d'identifier les conditions favorables: période de la journée, position, activité, état d'esprit. Ces données guident l'adaptation de votre pratique sophrologique aux moments les plus propices.

Suivi émotionnel

Accordez une place aux émotions dans votre journal. Les liens entre état émotionnel et intensité de la douleur apparaissent progressivement. Cette compréhension nouvelle permet d'utiliser les techniques sophrologiques de manière plus ciblée, notamment lors des périodes de stress ou d'anxiété.

Objectifs et célébrations

Fixez des objectifs réalistes à court terme. Par exemple: **"Cette semaine, je pratique la respiration consciente trois fois par jour pendant 5 minutes."** Célébrez chaque petit progrès, chaque moment de bien-être, aussi fugace soit-il. Ces victoires construisent la motivation.

Adaptation des pratiques

Utilisez votre journal comme un guide d'ajustement. Les exercices qui fonctionnent particulièrement bien méritent une place privilégiée dans votre routine. Ceux qui génèrent de l'inconfort peuvent être modifiés ou temporairement mis de côté.

Partage avec les professionnels

Votre journal facilite le dialogue avec les soignants. Les observations précises qu'il contient permettent d'affiner le suivi thérapeutique. Les sophrologues peuvent adapter leurs séances en fonction de vos retours détaillés.

Conseils pratiques de rédaction

> - Choisissez un format qui vous convient (carnet, application numérique)
> - Établissez une routine d'écriture (matin, soir)
> - Restez simple et concis
> - Incluez des échelles visuelles
> - Notez les questions pour votre prochain rendez-vous
> - Photographiez les pages significatives

Le journal devient ainsi votre compagnon de route, témoin silencieux mais fidèle de votre cheminement vers une nouvelle relation avec la douleur chronique. Chaque page écrite trace le chemin parcouru, chaque observation consignée éclaire le chemin à venir.

CHAPITRE 5: Exercices Pratiques Détaillés

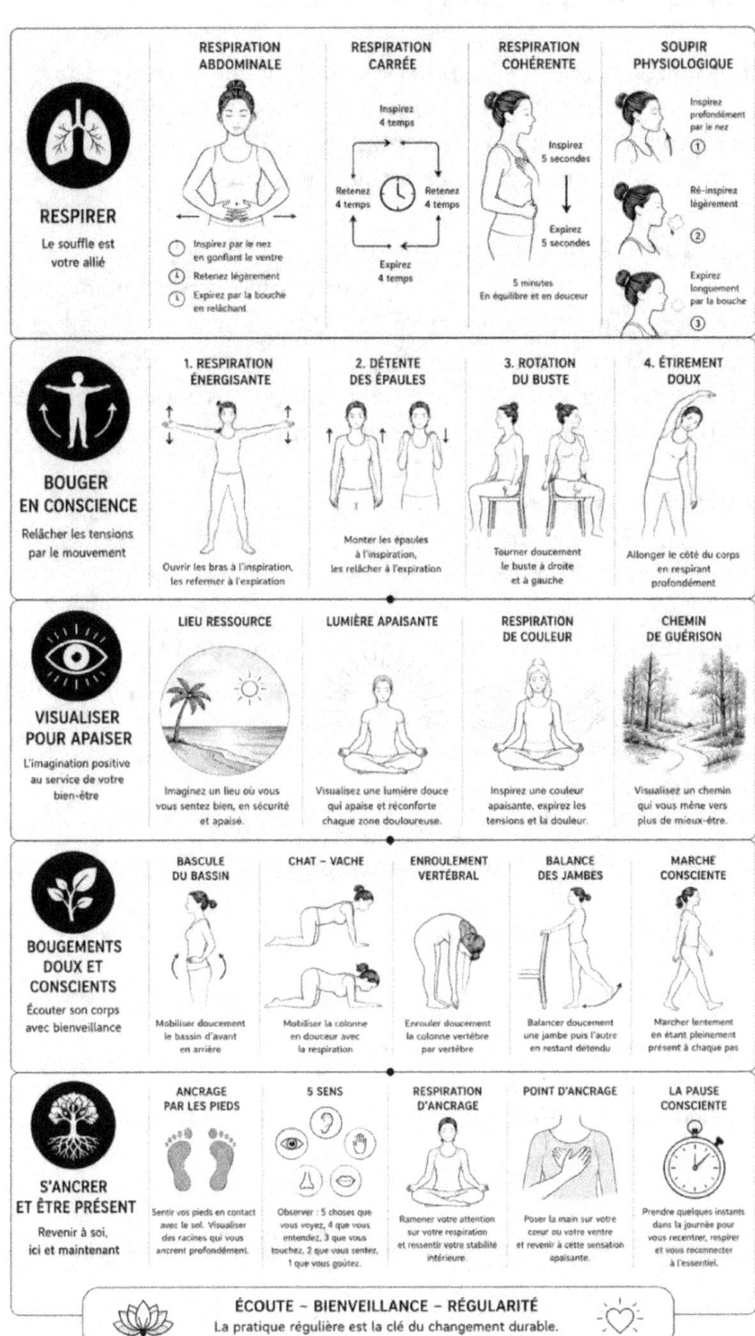

5.1 Techniques respiratoires spécifiques

La respiration constitue le pilier central de la sophrologie dans la gestion de la douleur chronique. Ces techniques respiratoires, simples mais puissantes, permettent de moduler les sensations douloureuses et de retrouver un sentiment de contrôle sur son corps.

La respiration abdominale profonde

Placez une main sur votre ventre, l'autre sur votre poitrine. Inspirez par le nez en gonflant doucement le ventre, comme un ballon qui se remplit d'air. Expirez lentement par la bouche, laissant le ventre redescendre naturellement. Cette respiration active le système nerveux parasympathique, créant une détente profonde.

La respiration synchronique

Synchronisez votre respiration selon un rythme régulier:
quatre temps pour l'inspiration,
quatre temps pour l'expiration.
Visualisez un carré: montez sur un côté pendant l'inspiration, descendez sur l'autre pendant l'expiration. Cette technique équilibre les énergies et stabilise les sensations corporelles.

La respiration apaisante en 4-7-8
- Inspirez silencieusement pendant 4 temps,
- Retenez l'air pendant 7 temps, puis
- Expirez longuement sur 8 temps en produisant un léger bruit d'air.

Cette séquence diminue l'anxiété liée à la douleur et favorise l'endormissement.

La respiration alternée
- Fermez la narine droite avec le pouce,
- Inspirez par la narine gauche.
- Fermez la narine gauche avec l'annulaire,
- ouvrez la droite, expirez.
- Inspirez par la droite, puis changez.

Cette alternance harmonise les deux hémisphères cérébraux et détourne l'attention de la douleur.

La respiration amplifiée

Accompagnez votre respiration de mouvements des bras: montez-les doucement à l'inspiration, descendez-les à l'expiration. Cette coordination développe la conscience corporelle globale, dépassant le focus sur les zones douloureuses.

La respiration soufflante

Expirez fortement par la bouche, comme pour souffler sur une bougie sans l'éteindre. Cette expiration active libère les tensions physiques et émotionnelles accumulées face à la douleur.

La respiration phonatoire

Accompagnez l'expiration d'un son continu **"MMMM"** ou **"AAAA"**. Les vibrations créées résonnent dans le corps, massant délicatement les organes internes et apaisant le système nerveux.

Conseils d'application:

- ✓ Commencez par des séquences courtes (3-5 respirations)
- ✓ Pratiquez dans un environnement calme
- ✓ Adoptez une position confortable
- ✓ Respectez vos limites du moment
- ✓ Évitez de forcer l'amplitude respiratoire
- ✓ Observez les effets sans jugement

Moments propices à la pratique:

- ✓ Au réveil pour démarrer la journée
- ✓ Avant les activités physiques
- ✓ Quand la douleur est à son paroxysme
- ✓ En préparation au sommeil
- ✓ Pendant les déplacements
- ✓ Dans les situations stressantes

La maîtrise de ces techniques respiratoires ouvre la porte à une nouvelle liberté: celle de transformer chaque souffle en un outil précieux d'auto-régulation, permettant d'accueillir la douleur chronique avec plus de sérénité et de confiance.

5.2 Exercices de relaxation dynamique

La relaxation dynamique allie mouvement et conscience corporelle, créant une approche vivante et adaptative de la gestion de la douleur chronique. Ces exercices combinent harmonieusement respiration, mobilisation douce et attention dirigée.

Pompage des épaules

Assis confortablement, levez doucement les épaules à l'inspiration, puis relâchez-les complètement à l'expiration. Ce mouvement simple libère les tensions accumulées dans la partie supérieure du corps. Répétez ce geste cinq fois, en observant la sensation de détente qui s'installe progressivement.

Rotation de la tête

Imaginez votre tête comme un pinceau dessinant un cercle très lent dans l'air. Commencez par de petits cercles, puis agrandissez progressivement le mouvement selon votre confort. Le mouvement reste fluide, sans à-coups, accompagné d'une respiration régulière.

Balancier des bras

Debout ou assis, laissez vos bras se balancer naturellement le long du corps. Ce mouvement pendulaire génère une onde de détente qui se propage dans tout le corps. La respiration s'accorde spontanément au rythme du balancement.

Danse des doigts

Étirez chaque doigt délicatement, comme si vous jouiez du piano dans l'air. Cette mobilisation fine réveille la sensibilité tactile et détourne l'attention des zones douloureuses. Les mains deviennent plus souples, plus vivantes.

Vague vertébrale

Assis sur le bord d'une chaise, ondule doucement la colonne vertébrale, vertèbre après vertèbre. Ce mouvement rappelle une vague se déplaçant du bas vers le haut du dos. La respiration accompagne naturellement cette ondulation.

Bercement du bassin

En position assise, effectuez de petits mouvements circulaires avec le bassin. Ce bercement doux mobilise la région lombaire et détend les muscles profonds. La respiration s'harmonise naturellement avec ce mouvement cyclique.

Points d'ancrage

Alternez la pression des pieds au sol: talon, plante, orteils. Cette séquence crée un massage des points réflexes et renforce la sensation d'ancrage. La conscience se déplace naturellement vers ces zones de contact.

Conseils de pratique:

- ✓ Débutez par les mouvements qui vous attirent spontanément
- ✓ Adaptez l'amplitude selon vos possibilités du jour
- ✓ Reliez chaque mouvement à votre respiration
- ✓ Explorez différentes vitesses d'exécution
- ✓ Observez les sensations qui émergent
- ✓ Accordez-vous des pauses entre les exercices

Moments favorables:

- ➢ Au réveil pour assouplir le corps
- ➢ Après une période d'immobilité
- ➢ Entre deux activités
- ➢ En fin de journée pour dénouer les tensions
- ➢ Lors des moments de stress
- ➢ Avant une activité demandant de la concentration

Ces exercices de relaxation dynamique tissent progressivement une nouvelle relation avec votre corps, transformant chaque mouvement en une danse subtile avec la douleur, où la souplesse remplace la lutte.

5.3 Visualisations guidées pour la gestion de la douleur

Les visualisations guidées offrent un voyage intérieur puissant pour transformer notre perception de la douleur chronique. Ces exercices mentaux créent de nouvelles voies neurologiques, permettant d'apprivoiser et de moduler les sensations douloureuses.

La bulle de lumière

Imaginez une sphère lumineuse d'une couleur apaisante qui vous enveloppe doucement. À chaque respiration, cette bulle pulse délicatement, diffusant une sensation de chaleur bienveillante. Les zones douloureuses baignent progressivement dans cette lumière réparatrice, s'adoucissant peu à peu.

L'océan intérieur

Visualisez votre corps comme un océan profond. Les vagues de douleur arrivent, puis repartent naturellement. Vous flottez, porté par l'eau, observant ce mouvement sans résistance. Cette image développe le détachement et l'acceptation des fluctuations de la douleur.

Le jardin secret

Créez mentalement un jardin personnalisé, refuge de paix et de confort. Les parfums des fleurs, la brise légère, le chant des oiseaux captent votre attention. Chaque élément de ce jardin représente une ressource face à la douleur: un banc accueillant, une fontaine rafraîchissante, un arbre protecteur.

La métamorphose

Transformez l'image de votre douleur. Si elle apparaît comme une masse sombre, imaginez-la devenant plus claire, plus légère. Modifiez sa texture, sa température, sa couleur. Cette pratique développe un sentiment de contrôle sur votre expérience sensorielle.

Le ruisseau guérisseur

Visualisez un ruisseau d'eau cristalline traversant votre corps. Son passage rafraîchit et apaise les zones douloureuses. Le courant emporte doucement les tensions, laissant une sensation de légèreté et de purification.

La palette des sensations

Explorez différentes sensations agréables: chaleur douce, fraîcheur légère, picotements apaisants. Déplacez ces sensations dans votre corps, créant une diversion naturelle face à la douleur. Cette technique enrichit votre répertoire de ressources sensorielles.

Conseils d'application pratique:

- ✓ Choisissez des images qui vous parlent personnellement
- ✓ Commencez par des visualisations courtes (5-10 minutes)
- ✓ Enrichissez progressivement vos images de détails sensoriels
- ✓ Variez les scénarios selon vos besoins
- ✓ Enregistrez vos visualisations préférées
- ✓ Pratiquez régulièrement pour renforcer leur efficacité

Conditions idéales pour la pratique:

- En début de journée pour installer une ambiance positive
- Avant les situations potentiellement stressantes
- Pendant les phases de repos
- Au moment du coucher
- Lors des crises
- Dans les salles d'attente médicales

La puissance des visualisations réside dans leur capacité à ouvrir une fenêtre dans l'expérience de la douleur, laissant entrer une lumière nouvelle qui transforme peu à peu l'obscurité en un tableau aux mille nuances.

5.4 Mouvements doux et conscients

Les mouvements conscients en sophrologie créent un dialogue subtil entre le corps et l'esprit, permettant d'apprivoiser la douleur persistante à travers une gestuelle douce et respectueuse. Cette approche développe une nouvelle intelligence corporelle, où chaque mouvement devient une exploration bienveillante.

Éveil articulaire

Commencez par les orteils, effectuez de minuscules mouvements circulaires. Laissez cette onde de mouvement remonter progressivement vers les chevilles, les genoux, les hanches. Cette mobilisation délicate réveille la conscience corporelle et assouplit naturellement les articulations raides.

Mouvements fluides des mains

Les mains dessinent des formes dans l'air: cercles, spirales, vagues. Ces gestes légers créent une danse méditative qui détourne l'attention des zones douloureuses. La respiration s'harmonise naturellement avec ces mouvements aériens.

Exploration de la verticalité

En position debout ou assise, explorez les micro-balancements du corps. Ces oscillations douces stimulent les capteurs d'équilibre, renforçant l'ancrage et la stabilité. Le corps retrouve sa capacité naturelle d'auto-régulation.

Étirements félins

Inspirés des mouvements du chat, ces étirements minimalistes associent respiration et extension progressive. Chaque muscle s'allonge délicatement, sans forcer, créant une sensation d'espace et de liberté dans le corps.

Rotation des articulations

Mobilisez en douceur chaque articulation, une à la fois. Ces mouvements circulaires, semblables à une huile bienfaisante, nourrissent les zones articulaires et maintiennent leur mobilité naturelle.

La marche consciente

Chaque pas devient une méditation en mouvement. Le contact du pied avec le sol, le transfert du poids, le balancement des bras créent une symphonie de sensations qui ancrent dans le présent.

Conseils pour la pratique:

- Commencez par les mouvements qui attirent votre attention
- Respectez l'amplitude confortable du jour

- Synchronisez mouvement et respiration
- Soyez à l'écoute de vos sensations.
- Acceptez les limitations temporaires
- Célébrez les petites victoires

Applications quotidiennes:

- Pendant les tâches ménagères
- En regardant la télévision
- En déplacement
- Sur le lieu de travail
- Dans la file d'attente
- Au réveil et au coucher

Les mouvements deviennent des alliés précieux:

- Pour prévenir les raideurs
- Maintenir la mobilité
- Gérer le stress
- Améliorer la circulation
- Favoriser la détente
- Développer la proprioception

La pratique régulière de ces mouvements conscients tisse une nouvelle relation avec votre corps, transformant chaque geste quotidien en une opportunité de soin et d'attention. Cette danse subtile avec soi-même ouvre la voie à une liberté de mouvement retrouvée, où la douleur persistante devient un partenaire avec lequel on apprend à danser plutôt qu'un adversaire à combattre.

5.5 Exercices d'ancrage et de présence

Les exercices d'ancrage créent une base solide dans le présent, permettant de prendre du recul face à la douleur persistante. Ces techniques développent une présence consciente qui transforme notre relation aux sensations douloureuses.

L'ancrage par les pieds: Assis ou debout, concentrez votre attention sur vos pieds. Ressentez chaque point de contact avec le sol. Imaginez des racines qui s'enfoncent profondément dans la terre, puisant force et stabilité. Cette connexion avec le sol développe un sentiment de sécurité et d'équilibre.

La technique des cinq sens

Explorez votre environnement immédiat: repérez cinq éléments visibles, quatre sons différents, trois sensations tactiles, deux odeurs distinctes, un goût présent dans votre bouche. Cette exploration sensorielle ramène naturellement l'esprit dans l'instant présent.

Le scan corporel positif

Parcourez mentalement votre corps à la recherche de zones de confort, même minimes. Ces îlots de bien-être deviennent des points d'ancrage précieux, créant un équilibre avec les sensations douloureuses.

L'exercice du cadran

Visualisez un cadran de 0 à 10 représentant votre niveau de présence. Observez où se situe l'aiguille et utilisez votre respiration pour la déplacer progressivement vers un état de conscience plus éveillée.

La bulle de presence: Créez une bulle invisible autour de vous. Dans cet espace protégé, prenez conscience de votre posture, votre respiration, vos sensations. Cette bulle devient un refuge où vous pouvez vous ressourcer à tout moment.

L'ancrage temporal: Nommez l'année, la saison, le mois, le jour, l'heure. Cette simple énumération renforce la connexion au moment présent et diminue l'anticipation anxieuse liée à la douleur.

Applications pratiques:

- ❖ Comme premier geste du matin
- ❖ Avant les rendez-vous médicaux
- ❖ Dans les périodes de tension et d'angoisse
- ❖ Lors des pics douloureux
- ❖ D'une activité à l'autre
- ❖ Avant le sommeil

Conseils d'intégration:

o Commencez par des sessions courtes
o Choisissez un ancrage principal
o Variez les exercices selon les situations
o Créez des rituels quotidiens
o Notez les effets observés
o Partagez vos découvertes

Points de vigilance:

➢ Respectez votre rythme d'apprentissage
➢ Acceptez les fluctuations d'efficacité
➢ Adaptez les exercices à vos besoins
➢ Célébrez les petits progrès
➢ Cultivez la régularité
➢ Restez bienveillant envers vous-même

L'ancrage devient un compagnon fidèle:

✓ Pour gérer le stress
✓ Réguler les émotions
✓ Améliorer le sommeil
✓ Renforcer la concentration
✓ Développer la résilience
✓ Maintenir l'équilibre émotionnel

Dans la tempête de la douleur continuelle, ces exercices d'ancrage deviennent des phares guidant vers un rivage plus paisible, où chaque instant de présence consciente illumine le chemin vers un mieux-être durable.

CHAPITRE 6: Intégrer la Sophrologie au Quotidien

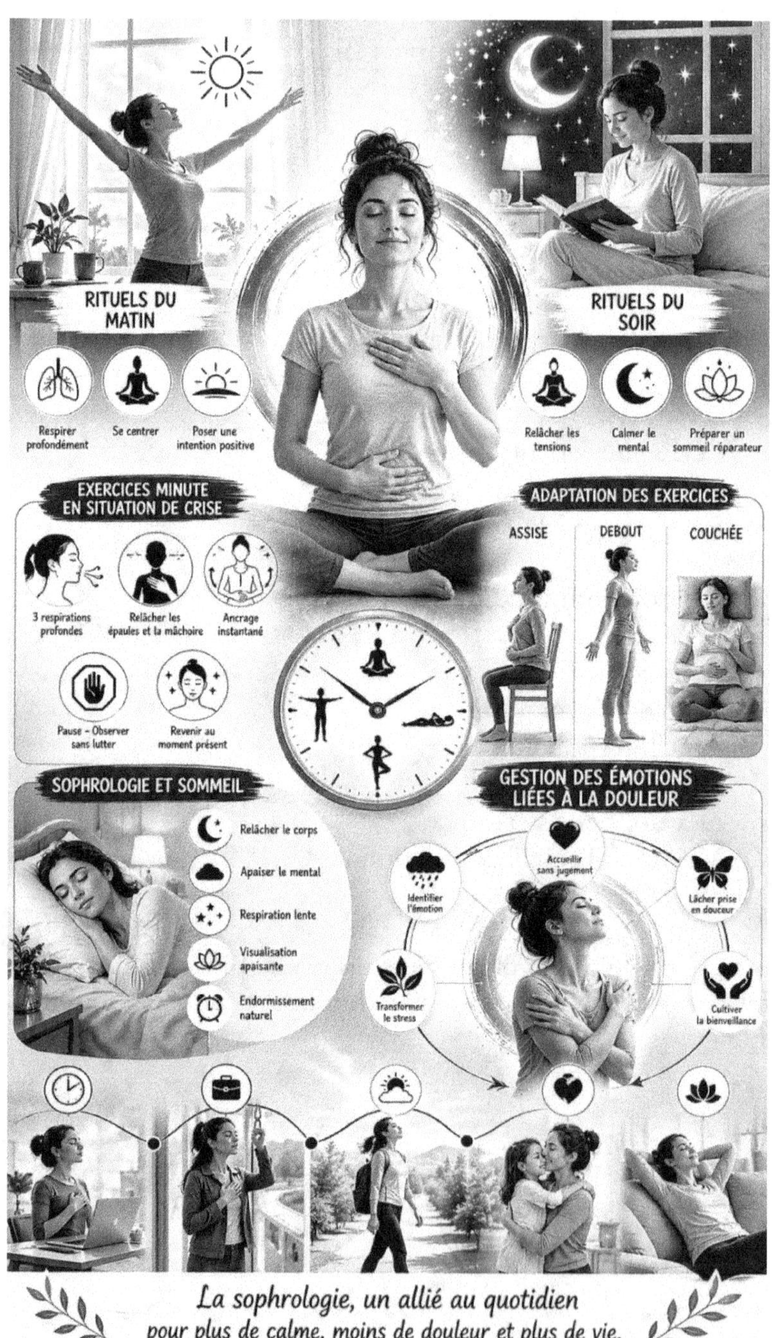

6.1 Rituels du matin et du soir

La création de rituels sophrologiques encadrant notre journée transforme profondément notre relation à la douleur continuelle. Ces moments privilégiés posent les fondations d'une journée plus sereine et préparent à une nuit réparatrice.

Rituel du matin - "L'éveil en douceur"

Premier temps (5 minutes)
Restez allongé, yeux fermés. Accueillez les premières sensations corporelles. Effectuez trois respirations profondes, comme pour diffuser une douce lumière dans tout votre corps. Cette transition progressive évite le choc du réveil brutal, souvent source de tensions.

Deuxième temps (3 minutes)
Étirez-vous lentement, comme un chat qui s'éveille. Commencez par les orteils, puis remontez progressivement jusqu'à la tête. Ces étirements doux réveillent la circulation et assouplissent les articulations encore raides.

Troisième temps (7 minutes)
En position assise au bord du lit, pratiquez la respiration positive. Inspirez en visualisant une couleur dynamisante, expirez en diffusant cette énergie dans tout votre corps. Cette pratique installe une tonalité positive pour la journée.

Rituel du soir - "Le coucher serein"

Première phase (10 minutes)
Asseyez-vous confortablement. Passez en revue votre journée, notant trois moments positifs, même minimes. Cette pratique décharge l'esprit des tensions accumulées et prépare au sommeil.

Deuxième phase (5 minutes)
Pratiquez la respiration apaisante: inspiration lente par le nez, pause naturelle, longue expiration par la bouche. Le rythme respiratoire ralentit naturellement, signalant au corps l'approche du sommeil.

Troisième phase (5 minutes)
Allongé dans votre lit, scannez votre corps des pieds à la tête. À chaque zone tendue, envoyez consciemment une vague de détente. Cette détente progressive favorise l'endormissement naturel.

Recommandations d'utilisation:

Pour le matin:

- ❖ Préparez vos accessoires la veille
- ❖ Réglez votre réveil 15 minutes plus tôt
- ❖ Gardez une bouteille d'eau à portée
- ❖ Commencez par de petites séquences
- ❖ Adaptez la durée selon vos possibilités

Pour le soir:

- Créez une ambiance calme
- Éteignez les écrans
- Baissez progressivement la lumière
- Maintenez une température agréable
- Utilisez des huiles essentielles apaisantes

Points d'attention:

- Respectez votre rythme d'intégration
- Modifiez les rituels selon vos besoins
- Acceptez les jours moins fluides
- Célébrez les petites réussites
- Restez flexible dans l'application

Ces rituels, tels des gardiens bienveillants, encadrent votre journée d'une présence consciente et apaisante, transformant chaque aube et chaque crépuscule en moments précieux de reconnexion avec vous-même.

6.2 Exercices minute en situation de crise

Face aux pics douloureux qui surgissent inopinément, ces exercices courts mais puissants offrent un soulagement rapide. Ces techniques, facilement mémorisables, deviennent des outils précieux pour gérer les moments difficiles.

La respiration 4-4-4

Inspirez sur 4 temps, retenez sur 4 temps, expirez sur 4 temps. Cette respiration carrée restructure immédiatement le rythme nerveux et crée une pause dans la spirale de la douleur. Trois cycles suffisent pour ressentir les premiers effets apaisants.

Le point d'appui

Pressez doucement le creux de la main opposée au côté douloureux. Cette pression légère crée une diversion sensorielle efficace. En maintenant ce contact pendant 30 secondes, associé à une respiration calme, vous réorientez naturellement l'attention.

La micro-relaxation express

Contractez tous les muscles pendant 3 secondes, puis relâchez brutalement. Cette décharge musculaire libère les endorphines naturelles et détend instantanément le corps. Répétez deux fois pour amplifier l'effet.

Le geste signal

Joignez pouce et index en formant un cercle. Ce geste, préalablement associé à un moment de bien-être lors des séances de sophrologie, déclenche automatiquement une réponse de détente. L'effet s'amplifie avec la pratique régulière.

La bulle de protection minute

Visualisez rapidement une bulle protectrice autour de vous. Choisissez sa couleur selon votre besoin: bleu apaisant, vert ressourçant, or protecteur. Cette image mentale forte crée instantanément un espace de sécurité.

Le scan éclair

En 60 secondes, balayez votre corps des pieds à la tête. Repérez une zone de confort, même minime, et ancrez-vous dans cette sensation.

Cette technique rapide recrée un équilibre entre zones douloureuses et zones neutres.

Applications discrètes:

- o En voyageant
- o En réunion
- o Dans une file d'attente
- o Au travail
- o Pendant les repas
- o En conversation

Conseils d'utilisation:

- Mémorisez deux techniques favorites
- Pratiquez-les préventement
- Notez leur efficacité
- Adaptez-les à vos besoins
- Partagez ce que vous avez appris
- Célébrez les réussites

Moments propices:

- Dès les premiers signes d'intensification
- Avant une situation stressante
- Lors des changements de position
- Face aux contrariétés
- En cas de fatigue
- Durant les insomnies

Ces micro-outils sophrologiques, tels des bouées de sauvetage à portée de main, transforment chaque crise en opportunité de renforcer votre capacité à naviguer dans les eaux tumultueuses de la douleur continuelle.

6.3 Adaptation des exercices en position assise/debout/couchée

La sophrologie s'adapte naturellement à toutes les positions, permettant une pratique flexible selon vos possibilités et les moments de la journée. Cette adaptabilité garantit une continuité dans votre démarche de gestion de la douleur incessante.

En position assise (bureau, transport, salon)

- ✓ Sur votre chaise, ancrez vos pieds au sol
- ✓ Redressez doucement la colonne vertébrale
- ✓ Relâchez les épaules
- ✓ Placez les mains sur les cuisses
- ✓ Gardez la nuque alignée

Exercices adaptés:

- ➢ Respirations abdominales discrètes
- ➢ Rotations douces des épaules
- ➢ Étirements subtils du cou
- ➢ Micro-mouvements des chevilles
- ➢ Balayage corporel express

En position debout (file d'attente, cuisine, marche)

- ❖ Répartissez le poids sur les deux jambes
- ❖ Fléchissez légèrement les genoux
- ❖ Détendez le bassin
- ❖ Imaginez un fil qui vous tire vers le haut
- ❖ Laissez les bras souples

Exercices possibles:

- Transferts de poids subtils
- Bercements légers
- Rotations des hanches minimes
- Ondulations discrètes du corps
- Étirements invisibles

En position couchée (lit, canapé, tapis)

- Utilisez un coussin sous la tête
- Placez un support sous les genoux
- Écartez légèrement les bras du corps
- Relâchez complètement le dos
- Laissez les pieds tomber naturellement

Pratiques recommandées:

- Relaxation profonde
- Visualisations apaisantes
- Respiration amplifiée
- Détente musculaire progressive
- Scan corporel complet

Conseils d'adaptation:

- Commencez par la position la plus confortable
- Modifiez les exercices selon vos sensations
- Utilisez des supports si nécessaire
- Écoutez les signaux de votre corps.
- Alternez les positions dans la journée

Occasions favorables:

- Pauses au travail
- Temps d'attente
- Transitions quotidiennes
- Moments de repos
- Périodes de recuperation

Bienfaits spécifiques:

- Meilleure circulation sanguine
- Diminution des tensions musculaires
- Régulation du système nerveux
- Amélioration de la proprioception
- Renforcement de la présence corporelle

La sophrologie devient ainsi une alliée discrète mais efficace, s'intégrant harmonieusement dans chaque posture de votre quotidien, transformant même les contraintes posturales en opportunités de pratique et de mieux-être.

6.4 Sophrologie et sommeil

La sophrologie offre des outils précieux pour améliorer la qualité du sommeil, souvent perturbé par la douleur incessante. Ces techniques douces préparent le corps et l'esprit à accueillir un repos réparateur.

Préparation à la nuit (30 minutes avant le coucher)
Baissez progressivement l'intensité lumineuse de votre environnement. Cette diminution graduelle signale naturellement au cerveau l'approche du sommeil. Pratiquez quelques étirements doux, particulièrement au niveau des épaules et du cou, zones qui accumulent souvent les tensions diurnes.

Rituel d'apaisement (15 minutes)
En position assise confortable au bord du lit, effectuez la respiration sophrologique du soir: inspiration lente par le nez, pause naturelle, longue expiration par la bouche. Imaginez que chaque expiration emporte avec elle les tensions de la journée.

Installation confortable
Utilisez des coussins ou des supports pour soulager les zones douloureuses. Un coussin entre les genoux en position latérale, ou sous les mollets en position dorsale, aide à maintenir un alignement confortable du corps pendant la nuit.

Technique d'endormissement
Allongé confortablement, pratiquez le **"voyage corporel nocturne"**. Parcourez mentalement votre corps des pieds à la tête, en imaginant chaque partie s'enfoncer doucement dans le matelas, comme dans du sable chaud.

Gestion des réveils nocturnes
En cas de réveil douloureux, évitez d'allumer la lumière. Restez allongé et pratiquez la respiration en carré: 4 temps d'inspiration, 4 temps de

pause, 4 temps d'expiration, 4 temps de pause. Cette régularité aide à retrouver le sommeil.

Images mentales relaxantes
Imaginez un lieu ressource apaisant: une plage au coucher du soleil, une clairière paisible, un jardin secret. Enrichissez cette image de détails sensoriels: sons doux, parfums agréables, sensations de confort.

Conseils pratiques:

- ❖ Créez une atmosphère propice
- ❖ Maintenez une température fraîche
- ❖ Utilisez des huiles essentielles relaxantes
- ❖ Évitez les écrans une heure avant
- ❖ Gardez un carnet près du lit
- ❖ Respectez des horaires réguliers

Applications spécifiques:

- ✦ En passant d'une position à une autre
- ✦ En cas de tensions musculaires
- ✦ Face aux pensées envahissantes
- ✦ Pour calmer l'anxiété nocturne
- ✦ Durant les périodes de douleur intense
- ✦ Pour faciliter la reprise du sommeil

La sophrologie devient ainsi une clé précieuse pour ouvrir les portes du sommeil, transformant chaque nuit en une opportunité de ressourcement profond, où la douleur incessante s'estompe dans la douceur du repos.

6.5 Gestion des émotions liées à la douleur

Les émotions et la douleur tenace s'entremêlent dans une danse complexe. La sophrologie propose des outils concrets pour accueillir et transformer ces émotions, souvent amplificatrices de la douleur.

L'accueil des émotions

Installez-vous confortablement et observez l'émotion présente sans jugement. Localisez où elle se manifeste dans votre corps. Cette cartographie émotionnelle permet de différencier la sensation douloureuse physique de sa composante émotionnelle.

La technique du vase émotionnel

Visualisez vos émotions comme un liquide coloré dans un vase. Observez sa couleur, sa texture, son mouvement. À chaque expiration, imaginez ce liquide qui se clarifie progressivement. Cette métaphore aide à percevoir la nature transitoire des états émotionnels.

L'ancrage dans les ressources

Connectez-vous à un souvenir agréable, un moment de bien-être. Ressentez les sensations associées à ce souvenir. Cette technique crée un contrepoids aux émotions difficiles liées à la douleur tenace.

La respiration des émotions

Adaptez votre respiration à l'émotion présente. Face à la colère, expirez plus longuement. Pour l'anxiété, ralentissez le rythme respiratoire. Cette synchronisation aide à réguler naturellement l'intensité émotionnelle.

Le dialogue corporel

Établissez un dialogue bienveillant avec la zone douloureuse. Posez doucement une main sur cette zone. Cette présence attentive apaise souvent l'anxiété associée à la douleur.

La météo intérieure

Observez votre paysage émotionnel comme on regarde la météo: sans vouloir la changer, en sachant qu'elle évolue naturellement. Cette distance permet de moins s'identifier aux émotions difficiles.

Utilisations concrètes:

- Lors des pics émotionnels
- Face aux frustrations quotidiennes
- Dans les moments d'anxiété
- En cas de découragement
- Pendant les consultations médicales

- Face aux incompréhensions des autres

Voici quelques conseils:

- o Commencez par les émotions moins intenses
- o Tenez un journal émotionnel
- o Partagez avec des personnes de confiance
- o Récompensez-vous pour chaque pas en avant.
- o Acceptez les fluctuations
- o Accordez-vous de l'attention.

Bénéfices observés:

- Diminution de l'anxiété anticipatoire
- Meilleure gestion du stress
- Réduction des tensions musculaires
- Amélioration du sommeil
- Relations plus harmonieuses
- Sentiment de contrôle accru

La sophrologie nous rappelle que nos émotions, comme les vagues de l'océan, montent et descendent naturellement. En les accueillant avec conscience, nous transformons leur puissance en une force qui nous porte vers un mieux-être.

CHAPITRE 7: Au-delà des Exercices

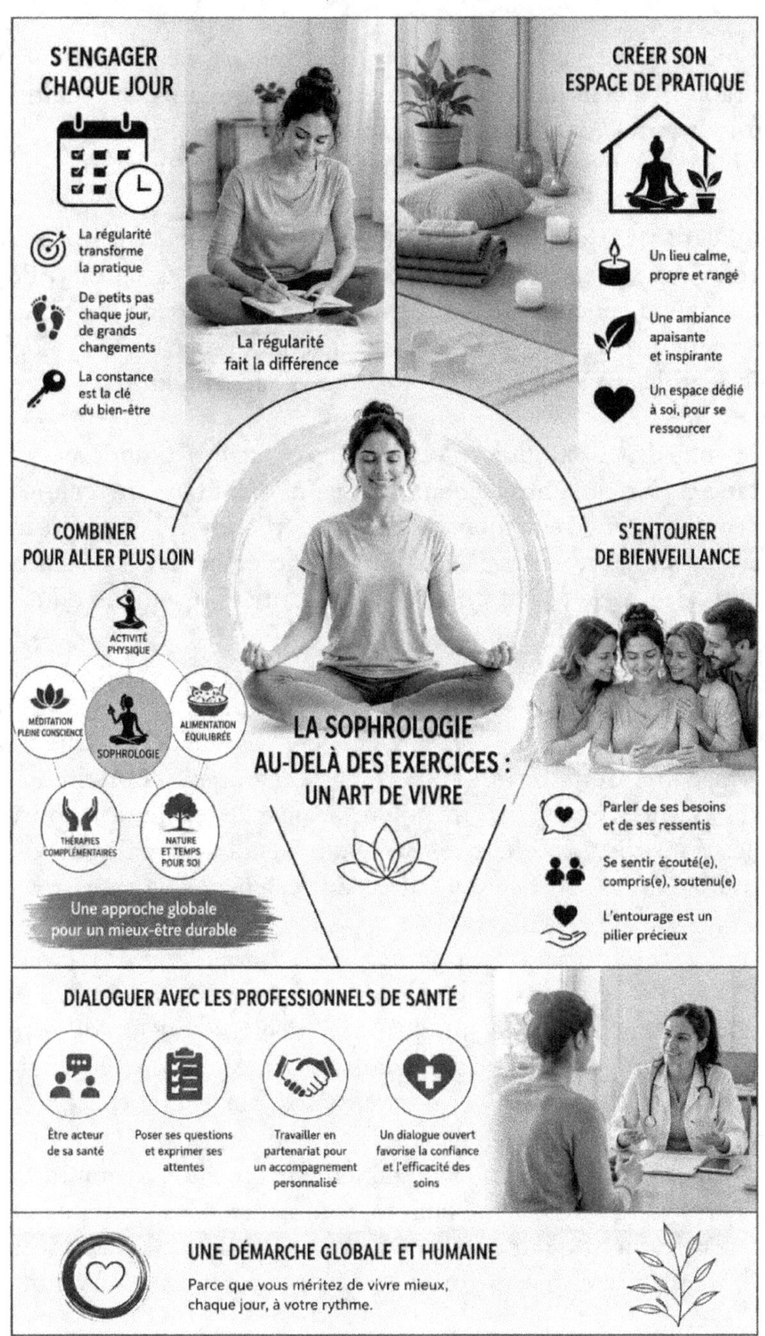

7.1 L'importance de la régularité

La pratique régulière de la sophrologie transforme progressivement notre rapport à la douleur tenace, tel un jardinier patient qui cultive son jardin jour après jour. Les bénéfices s'installent graduellement, créant un cercle vertueux où chaque séance renforce les acquis précédents.

La régularité forge des automatismes bénéfiques, comparables à l'apprentissage d'une nouvelle langue. Au début, nous devons consciemment réfléchir à chaque mot, puis petit à petit, les phrases se forment naturellement. De même, les techniques sophrologiques deviennent des réflexes salvateurs face aux pics douloureux.

Établir un rituel quotidien personnalisé facilite grandement cette constance. Certains privilégient le matin, profitant du calme pour débuter leur journée sereinement. D'autres préfèrent le soir, créant une transition apaisante entre l'agitation diurne et le repos nocturne. Le moment idéal reste celui qui s'intègre harmonieusement dans votre emploi du temps.

La durée des séances s'adapte à vos disponibilités. Dix minutes quotidiennes apportent davantage de bienfaits qu'une heure hebdomadaire. Cette flexibilité permet de maintenir la pratique même lors des journées chargées. Une micro-séance de respiration consciente dans les transports ou quelques mouvements de relaxation dynamique pendant une pause suffisent à entretenir le lien avec votre corps.

Pour renforcer votre motivation, tenez un journal de bord. Notez vos sensations, vos progrès, même infimes. Ces observations révèlent souvent des améliorations subtiles: une meilleure qualité de sommeil, une diminution des tensions musculaires, une gestion plus fluide du stress. Ces petites victoires alimentent votre persévérance.

Les obstacles surviennent inévitablement: fatigue, découragement, contraintes externes. Accueillez ces moments sans culpabilité. Une pratique manquée ne remet pas en cause vos progrès. L'essentiel réside dans la reprise, comme un marcheur qui retrouve son chemin après une pause.

La régularité développe aussi votre capacité d'auto-observation. Vous apprenez à détecter les signaux précoces d'une crise, permettant d'agir préventivement. Cette conscience affinée devient un véritable radar intérieur, vous guidant vers les ajustements nécessaires.

Les bienfaits débordent souvent du cadre initial. Des participants rapportent une amélioration de leurs relations familiales, une créativité ravivée, un regain d'énergie pour leurs projets. La gestion de la douleur récurrente catalyse ainsi une transformation plus globale.

La pratique régulière tisse également un nouveau rapport au temps. Au lieu de subir passivement les vagues douloureuses, vous développez une action constructive. Ces moments quotidiens deviennent des respirations bienfaisantes dans le flux de la journée.

Une patiente résumait magnifiquement cette dimension: **"La sophrologie régulière a transformé ma douleur d'une tempête incontrôlable en une météo changeante que j'ai appris à traverser."**

7.2 Créer son espace de pratique

L'aménagement d'un espace dédié à la sophrologie transforme considérablement l'efficacité de la pratique. Cet environnement personnalisé devient rapidement un havre de paix, où le corps et l'esprit reconnaissent instantanément les signaux d'apaisement.

Le choix de l'emplacement mérite réflexion. Un coin tranquille de votre chambre, un angle du salon baigné de lumière naturelle, ou même un balcon abrité peuvent convenir. L'essentiel réside dans la quiétude du lieu et votre sentiment de sécurité. La température idéale se situe autour de 19-21 degrés, permettant une détente optimale sans inconfort.

L'aménagement ne nécessite pas d'investissements coûteux. Un tapis confortable, quelques coussins fermes pour le maintien du dos, une couverture légère suffisent. Certains praticiens apprécient d'ajouter une bougie naturelle, des pierres collectées lors de promenades, ou des photos évoquant des moments sereins. Ces éléments personnels renforcent l'ancrage émotionnel positif.

La lumière joue un rôle majeur dans l'ambiance. Une luminosité douce, indirecte, favorise la concentration sans agresser les yeux. Les rideaux légers filtrant la lumière naturelle créent une atmosphère enveloppante. Pour les séances du soir, une lampe tamisée remplace avantageusement les éclairages vifs.

L'acoustique mérite attention. Le silence absolu n'est pas indispensable, mais les bruits intempestifs perturbent la concentration. Des solutions simples comme un panneau de liège au mur, un rideau épais, ou un tapis moelleux atténuent les résonances. Certains utilisent des applications de bruits blancs ou naturels pour masquer les sons extérieurs.

L'ergonomie guide le choix des supports. Une chaise droite avec un coussin lombaire, un zafu traditionnel, ou un banc de méditation — l'essentiel étant le maintien confortable de la posture. La possibilité de pratiquer allongé enrichit les options, particulièrement lors des phases douloureuses intenses.

Les odeurs influencent subtilement notre état intérieur. Une plante aromatique, quelques gouttes d'huile essentielle de lavande ou d'orange douce sur un diffuseur créent une signature olfactive apaisante. Cette fragrance devient progressivement un signal de détente pour votre système nerveux.

L'organisation pratique facilite la régularité. Un petit panier contenant votre matériel (coussin, timer, carnet de notes) évite la dispersion. Des vêtements confortables dédiés à la pratique, rangés à proximité, éliminent les obstacles matériels.

La personnalisation évolue avec votre pratique. Certains ajoutent un carnet pour noter leurs observations, d'autres créent un autel minimaliste avec des objets significatifs. L'espace s'enrichit naturellement de votre vécu et de vos découvertes.

Une patiente partageait cette réflexion éclairante: **"Mon coin sophrologie est devenu ma boussole intérieure - dès que j'y pose les pieds, mon corps comprend qu'il peut déposer sa charge de douleur."**

7.3 Combiner la sophrologie avec d'autres approches

La sophrologie s'harmonise naturellement avec diverses pratiques complémentaires, créant une synergie thérapeutique personnalisée. Cette approche plurielle enrichit la gestion de la douleur récurrente, offrant une palette élargie d'outils d'accompagnement.

L'activité physique douce amplifie les bienfaits sophrologiques. La marche consciente, le yoga adapté ou le qi gong développent la conscience corporelle. Ces mouvements fluides déverrouillent progressivement les tensions musculaires, tandis que les exercices sophrologiques optimisent la récupération post-effort.

La méditation pleine conscience complète harmonieusement la sophrologie. Leurs points communs - attention au moment présent, observation sans jugement - se renforcent mutuellement. La méditation affine la capacité d'observation, pendant que la sophrologie propose des actions concrètes face aux sensations douloureuses.

L'art-thérapie ouvre une dimension expressive enrichissante. Le dessin, la peinture ou le modelage traduisent visuellement les ressentis corporels. Ces créations complètent le journal de pratique sophrologique, offrant un autre langage pour exprimer l'évolution de la relation à la douleur.

Les thérapies manuelles douces comme l'ostéopathie ou la fasciathérapie préparent le terrain physique. Les séances de sophrologie qui suivent ces soins permettent d'intégrer plus profondément les ajustements corporels réalisés, prolongeant leurs effets bénéfiques.

La musicothérapie apporte une dimension sonore apaisante. Des morceaux spécifiquement choisis accompagnent les exercices sophrologiques, créant une ambiance propice à la détente. Les vibrations musicales résonnent avec les techniques de respiration, amplifiant leur impact.

L'hypnose thérapeutique partage avec la sophrologie l'utilisation d'états modifiés de conscience. Ces deux approches se complètent: l'hypnose propose des suggestions thérapeutiques profondes, tandis que la sophrologie développe l'autonomie dans la gestion quotidienne.

La phytothérapie ou l'aromathérapie peuvent soutenir la pratique. Certaines plantes aux propriétés anti-inflammatoires ou relaxantes potentialisent le travail sophrologique. Une tisane apaisante ou une synergie d'huiles essentielles préparent favorablement aux exercices.

L'accompagnement psychologique classique garde toute sa pertinence. Les séances de thérapie verbale permettent d'explorer l'impact émotionnel de la douleur récurrente, pendant que la sophrologie offre des outils concrets de régulation.

Cette approche intégrative nécessite coordination et progressivité. Un dialogue ouvert avec les différents praticiens optimise la complémentarité des soins. L'expérience montre que certaines associations fonctionnent mieux selon les personnes et les moments.

Un patient témoignait ainsi: **"Chaque approche m'apporte une pièce du puzzle. La sophrologie agit comme le fil d'or qui relie toutes ces ressources, transformant ma douleur en une opportunité d'exploration et de croissance."**

7.4 Le rôle de l'entourage

L'entourage joue un rôle déterminant dans le parcours sophrologique d'une personne souffrant de douleur chronique. Cette présence bienveillante peut devenir un véritable catalyseur de progrès, tout en respectant l'autonomie du pratiquant. Les proches peuvent contribuer à créer un environnement favorable à la pratique. De petites attentions comme respecter les horaires de séances, éviter les interruptions, ou maintenir une atmosphère calme témoignent d'une compréhension précieuse. Cette considération renforce la motivation et facilite l'ancrage des nouveaux apprentissages.

La communication ouverte autour de la pratique enrichit les relations familiales. Partager ses découvertes, exprimer ses besoins d'espace ou de calme, célébrer les petites victoires - ces échanges tissent une nouvelle qualité de lien. L'entourage apprend progressivement à décoder les signaux non-verbaux et à ajuster son soutien.

Les conjoints peuvent participer activement au processus. Certains choisissent d'apprendre quelques exercices simples, créant des moments de pratique partagée. D'autres préfèrent soutenir indirectement, en prenant en charge certaines tâches pendant les séances ou en encourageant la régularité sans pression.

Les enfants, même jeunes, montrent souvent une curiosité naturelle pour ces pratiques. Leur spontanéité peut inspirer une approche plus ludique. Certains pratiquants adaptent des exercices sophrologiques en jeux familiaux, transformant ces moments en expériences enrichissantes pour tous.

L'entourage professionnel mérite également attention. Informer ses collègues proches de sa démarche facilite l'aménagement de micro-pauses sophrologiques au travail. Cette transparence permet souvent d'adapter l'environnement professionnel de manière plus favorable.

Les groupes de parole et associations de patients constituent un autre cercle de soutien précieux. Ces rencontres permettent d'échanger expériences et conseils pratiques entre personnes vivant des situations similaires. Ces liens créent une forme de solidarité qui renforce la persévérance.

Les réseaux sociaux offrent également des espaces d'échange constructifs. Des groupes en ligne dédiés à la sophrologie ou à la gestion de la souffrance chronique permettent de maintenir une motivation quotidienne. Ces communautés virtuelles complètent le soutien de l'entourage physique.

La gestion des réactions négatives demande du discernement. Certaines personnes peuvent exprimer du scepticisme ou de l'incompréhension face à cette démarche. Maintenir une attitude sereine tout en préservant ses choix thérapeutiques développe une nouvelle forme d'affirmation de soi.

Une patiente résumait magnifiquement cette dynamique: **"Ma famille ne pratique pas la sophrologie, mais leur présence attentive forme un cocon protecteur où mes progrès s'épanouissent naturellement - comme une fleur qui grandit, invisible mais soutenue par tout un écosystème bienveillant."**

7.5 Communiquer avec les professionnels de santé

La communication transparente avec l'équipe soignante optimise l'intégration de la sophrologie dans votre parcours de soin. Une collaboration éclairée entre patient et professionnels enrichit l'approche thérapeutique globale de la souffrance chronique.

Votre médecin traitant représente le pivot central de cette coordination. Partagez avec lui vos motivations pour la sophrologie, vos objectifs et vos premiers ressentis. Son expertise médicale, combinée à sa connaissance de votre dossier, permet d'ajuster la pratique à vos besoins spécifiques.

Le carnet de suivi sophrologique constitue un outil précieux lors des consultations. Notez-y l'évolution de vos symptômes, l'impact des exercices sur votre quotidien, les changements observés dans votre sommeil ou votre niveau d'énergie. Ces observations concrètes facilitent le dialogue avec les soignants.

Les spécialistes qui vous suivent - rhumatologue, neurologue, algologue - apprécient généralement ces informations complémentaires. La sophrologie peut éclairer certains mécanismes douloureux ou révéler des schémas temporels utiles pour affiner les traitements.

Les kinésithérapeutes deviennent souvent des alliés naturels dans cette démarche. Les exercices sophrologiques peuvent préparer le corps aux séances de rééducation, ou prolonger leurs effets. Un échange régulier permet d'harmoniser ces approches complémentaires.

Le sophrologue lui-même gagne à communiquer avec vos autres thérapeutes, avec votre accord. Cette circulation d'information évite les redondances ou les contradictions dans les conseils reçus. Une approche cohérente renforce l'efficacité de chaque intervention.

N'hésitez pas à solliciter des explications claires sur les interactions possibles entre sophrologie et traitements médicamenteux. Certains médicaments peuvent influencer votre état de vigilance ou votre perception corporelle. Cette connaissance permet d'adapter les horaires ou l'intensité de votre pratique.

Les urgences ou situations aigües nécessitent une communication spécifique. Signalez aux soignants votre pratique de la sophrologie - ces techniques peuvent contribuer à gérer l'anxiété lors d'examens ou faciliter certains soins douloureux. Les professionnels paramédicaux - infirmiers, psychologues, ergothérapeutes - enrichissent souvent la réflexion. Leur vision complémentaire peut suggérer des adaptations pertinentes dans votre pratique sophrologique quotidienne.

La communication numérique offre aujourd'hui des possibilités enrichies. Applications de suivi partagé, messageries sécurisées, téléconsultations - ces outils facilitent les échanges réguliers avec l'équipe soignante tout en respectant votre rythme de vie.

Un patient partageait cette réflexion éclairante: **"Chaque professionnel de santé apporte sa pierre à l'édifice de mon mieux-être. La sophrologie agit comme une langue commune, traduisant leurs expertises en sensations corporelles que j'apprends à maîtriser."**

CHAPITRE 8: Cas Pratiques et Témoignages

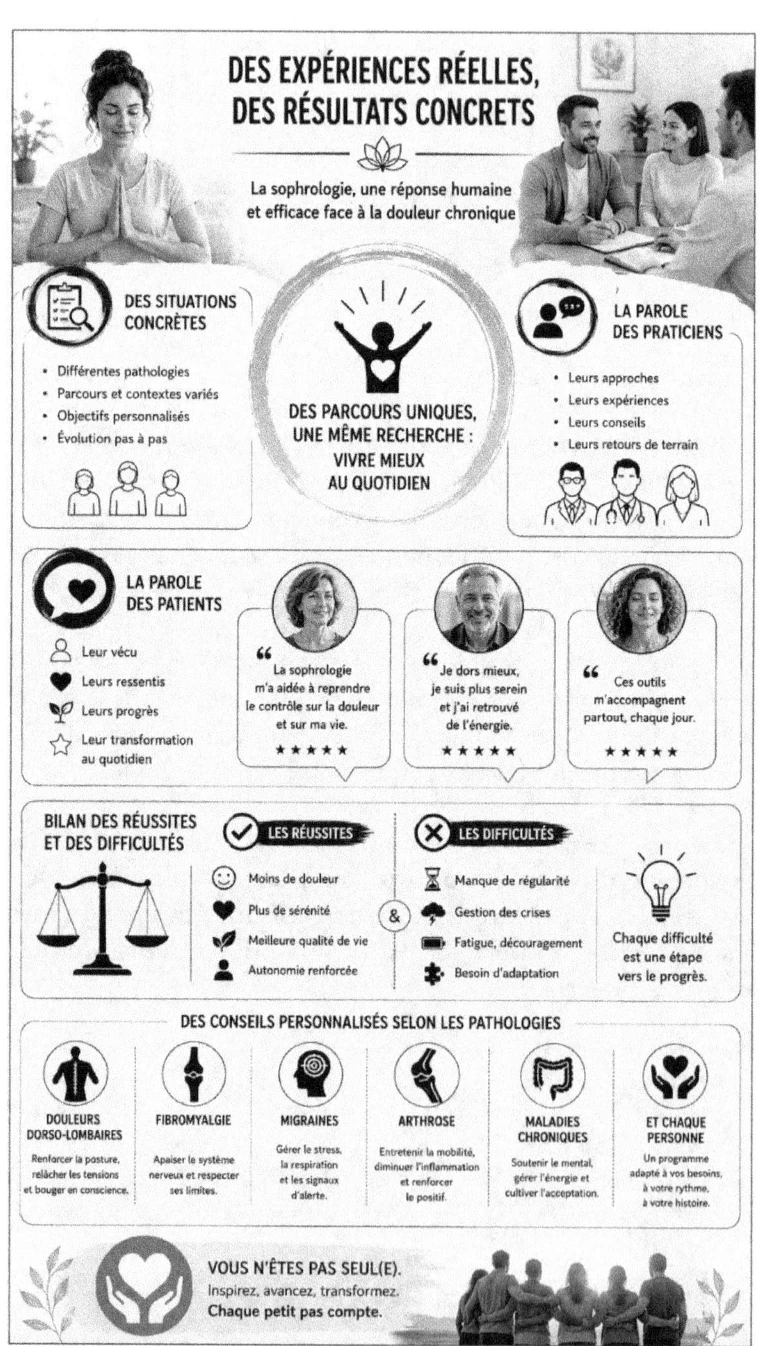

8.1 Études de cas détaillées

Marie, 45 ans, vivait avec une fibromyalgie depuis huit ans. Les douleurs diffuses entravaient son quotidien, particulièrement son sommeil et sa vie professionnelle d'enseignante. Après six mois de pratique sophrologique régulière, elle a développé une nouvelle relation avec ses sensations douloureuses. Les exercices de respiration l'aident désormais à traverser les pics douloureux, tandis que la relaxation dynamique lui permet de maintenir une activité physique adaptée.

Thomas, 32 ans, souffrait de migraines chroniques invalidantes. Sa pratique sophrologique a débuté par des séances courtes de 10 minutes, focalisées sur la détente des cervicales et des mâchoires. Progressivement, il a appris à repérer les signes précurseurs des crises. En trois mois, la fréquence de ses migraines a diminué de moitié, et leur intensité devient plus gérable grâce aux techniques d'activation positive.

Sophie, 58 ans, luttait contre une lombalgie chronique post-opératoire. La sophrologie lui a permis de réapprivoiser les mouvements redoutés. Les exercices de visualisation positive ont transformé sa perception de son dos. **"Avant, je voyais mon dos comme une zone fragile à protéger. Maintenant, je le perçois comme une structure vivante capable de guérison"**, témoigne-t-elle après quatre mois de pratique.

Pierre, 67 ans, confronté à une polyneuropathie diabétique, découvrait la sophrologie avec scepticisme. Les premiers exercices ciblaient la conscience des appuis et la circulation énergétique dans les membres inférieurs. Au fil des semaines, il a constaté une amélioration de son équilibre et une diminution des sensations de brûlure nocturne.

Léa, 29 ans, championne de tennis, gérait une tendinite chronique de l'épaule. La sophrologie a enrichi sa préparation mentale, développant sa capacité à moduler la tension musculaire. Les techniques de projection positive l'accompagnent maintenant dans sa rééducation, accélérant la récupération post-effort.

Anne, 51 ans, affrontait des douleurs neuropathiques post-zona. La sophrologie lui a offert des outils pour apaiser les sensations de décharge électrique. Les exercices de respiration synchronisée avec le mouvement ont progressivement diminué l'hypersensibilité de la zone touchée.

Ces parcours illustrent la diversité des applications de la sophrologie dans la gestion de la souffrance chronique. Chaque personne a développé une approche personnalisée, adaptant les exercices à ses besoins spécifiques. Les progrès, parfois subtils au début, se sont consolidés avec la pratique régulière.

La clé du succès réside souvent dans la persévérance et l'adaptation progressive des techniques. Ces témoignages montrent qu'au-delà du soulagement physique, la sophrologie transforme profondément la relation à la douleur, ouvrant de nouvelles perspectives de vie.

Une patiente concluait ainsi son témoignage: **"La sophrologie n'a pas fait disparaître ma douleur, mais elle m'a appris à danser avec elle plutôt que de la combattre - et dans cette danse, j'ai retrouvé ma liberté."**

8.2 Témoignages de praticiens

Les sophrologues spécialisés dans l'accompagnement de la malaise chronique partagent des observations précieuses issues de leur pratique quotidienne. Leurs expériences éclairent les multiples facettes de cette approche thérapeutique.

Sarah, sophrologue en cabinet libéral depuis 15 ans, souligne l'importance de la personnalisation: **"Chaque patient arrive avec son histoire unique de douleur. Mon rôle consiste à adapter les protocoles classiques à leur réalité quotidienne. Une secrétaire n'aura pas les mêmes besoins qu'un artisan ou qu'une infirmière de nuit."**

Dr Martin, médecin et sophrologue à l'hôpital, observe la complémentarité avec les traitements conventionnels: **"La sophrologie offre aux patients des outils d'autonomie. Ils** deviennent acteurs de leur soulagement, ce qui améliore significativement l'adhésion aux autres thérapies."

Claire, sophrologue en centre anti-douleur, met en lumière la dimension temporelle: **"Le rapport au temps change radicalement. Les patients découvrent qu'une minute de pratique consciente peut transformer une journée entière. Cette découverte restaure leur sentiment de contrôle."**

Michel, kinésithérapeute et sophrologue, note l'évolution des patients: **"Au début, ils cherchent à faire disparaître la douleur. Progressivement, ils développent une nouvelle relation avec leur corps. La douleur devient un signal à écouter plutôt qu'un ennemi à combattre."**

Lucie, sophrologue en entreprise, partage son approche préventive: **"Beaucoup de mes patients souffrent de troubles musculo-squelettiques. La sophrologie leur permet d'identifier précocement les tensions et d'agir avant l'installation de la chronicité."**

Anne, psychologue et sophrologue, évoque la dimension émotionnelle: **"La malaise chronique s'accompagne souvent d'anxiété et de dépression. Les exercices sophrologiques offrent un ancrage corporel rassurant, une base solide pour reconstruire la confiance en soi."**

Paul, sophrologue en EHPAD, observe les adaptations nécessaires: **"Avec les personnes âgées, nous privilégions des exercices courts et accessibles. La simplicité devient notre alliée. Les progrès, même modestes, transforment leur quotidien."**

Marine, sophrologue en libéral, souligne l'importance du suivi: **"Le journal de bord permet aux patients de visualiser leur progression. Ces petites victoires quotidiennes construisent leur résilience face à la malaise chronique."**

Thomas, sophrologue en centre de rééducation, partage une approche collective: **"Les séances de groupe créent une dynamique** particulière. Les patients s'encouragent mutuellement, partagent leurs astuces. Cette émulation accélère les progrès de chacun."

Une sophrologue chevronnée concluait ainsi: "**Notre plus belle récompense? Voir nos patients transformer leur relation à la douleur, passant du statut de victime à celui d'expert de leur propre corps - une métamorphose silencieuse mais profonde qui redonne sens à leur vie.**"

8.3 Témoignages de patients

Les récits authentiques de personnes ayant intégré la sophrologie dans leur gestion de la douleur à long terme offrent un éclairage précieux sur les transformations possibles. Ces témoignages résonnent comme autant de messages d'espoir et d'inspiration.

"**Au début, j'étais sceptique**", confie Martine, 54 ans, atteinte de polyarthrite. "**La sophrologie me semblait trop simple pour soulager mes douleurs. Après trois mois de pratique quotidienne, j'ai redécouvert des gestes que je croyais perdus. Le matin, mes articulations sont moins raides, et je peux jardiner à nouveau.**"

Laurent, 43 ans, chauffeur routier souffrant de lombalgies chroniques, partage son expérience: "**Les exercices de respiration m'accompagnent pendant mes trajets. J'ai appris à écouter mon corps avant que la douleur ne devienne insupportable. Mes pauses sont plus efficaces, et mes journées moins éprouvantes.**"

"**La sophrologie m'a rendu ma vie sociale**", témoigne Céline, 35 ans, migraineuse chronique. "**Avant, j'annulais souvent mes sorties par peur des crises. Maintenant, je sais gérer les premiers signes. Les techniques de visualisation positive m'aident à maintenir mon calme même en environnement bruyant.**"

Jean-Marc, 62 ans, raconte son parcours avec une névralgie faciale: "**Les exercices sophrologique ont changé ma perception de la** douleur. Elle reste présente, mais ne gouverne plus ma vie. J'ai retrouvé le plaisir de rire sans craindre les élancements."

"Ma chambre d'hôpital est devenue mon laboratoire sophrologique", sourit Emma, 28 ans, atteinte d'endométriose. "Entre deux soins, je pratique mes exercices. Le personnel soignant remarque que je nécessite moins d'antalgiques. Cette autonomie retrouvée me rend fière."

Bernard, 71 ans, évoque sa relation avec l'arthrose: "La sophrologie m'a appris la patience. Les progrès sont venus doucement, presque imperceptiblement. Un matin, j'ai réalisé que je montais les escaliers sans compter les marches de douleur."

"Les séances en groupe ont transformé mon isolement en force collective", raconte Sophie, 47 ans. "Partager nos expériences, nos petites victoires, nos découvertes... Cette dimension humaine enrichit considérablement ma pratique personnelle."

Alice, 39 ans, témoigne: "La sophrologie m'a offert une nouvelle perspective sur ma fibromyalgie. Les exercices sont devenus mes compagnons quotidiens, me permettant d'anticiper et d'accompagner les variations de douleur plutôt que de les subir."

"J'ai retrouvé le sommeil", affirme Patrick, 52 ans, souffrant de douleurs neuropathiques. "Les techniques de relaxation le soir ont progressivement espacé mes réveils nocturnes. Cette amélioration a eu un effet domino sur toute ma qualité de vie."

Une patiente résume avec justesse: "La sophrologie ne m'a pas promis de miracle, mais m'a offert quelque chose de plus précieux encore: la capacité de transformer chaque jour ma relation avec la douleur, faisant de moi non plus une victime, mais l'architecte de mon mieux-être."

8.4 Analyses des réussites et des difficultés

L'analyse approfondie des parcours sophrologiques révèle des schémas récurrents dans les succès et les obstacles rencontrés. Cette compréhension permet d'optimiser l'accompagnement et d'ajuster les attentes des nouveaux pratiquants.

Les réussites s'ancrent souvent dans une approche progressive et réaliste. Les patients qui commencent par des exercices courts, bien intégrés dans leur quotidien, maintiennent plus facilement leur pratique. Cette progression douce permet au corps et à l'esprit de s'adapter naturellement aux nouvelles sensations.

La régularité surpasse l'intensité dans les résultats observés. Les personnes pratiquant quotidiennement, même brièvement, rapportent des améliorations plus stables que celles optant pour des séances longues mais sporadiques. Cette constance crée une nouvelle relation au corps, plus intuitive et confiante.

L'adaptation personnalisée des exercices joue un rôle clé. Les patients ayant modifié les techniques pour les accorder à leurs contraintes physiques et leur mode de vie montrent une meilleure adhésion. Cette flexibilité maintient la motivation tout en respectant les limites individuelles.

Les difficultés apparaissent souvent dans les premières semaines. L'impatience face aux résultats, les doutes sur l'efficacité, ou la confrontation avec des sensations inhabituelles peuvent décourager. Un accompagnement attentif durant cette période critique favorise le dépassement de ces obstacles.

Le contexte social influence significativement le parcours. Les patients bénéficiant du soutien de leur entourage persévèrent plus aisément. La compréhension familiale, le respect des temps de pratique, les encouragements lors des périodes difficiles constituent des ressources précieuses.

Les attentes irréalistes représentent un écueil fréquent. La recherche d'une disparition totale et immédiate de la douleur peut mener à la déception. L'acceptation d'une amélioration progressive, même partielle, ouvre la voie à des progrès durables.

L'intégration dans le quotidien pose parfois défi. Les journées chargées, les obligations professionnelles ou familiales compliquent la pratique régulière. Les solutions créatives, comme les micro-pauses sophrologiques ou les exercices adaptés aux transports, permettent de surmonter ces contraintes.

Les périodes de crise nécessitent une approche spécifique. Certains abandonnent temporairement leur pratique quand la douleur s'intensifie, alors que ces moments requièrent justement une adaptation des techniques plutôt qu'un arrêt complet.

La documentation des progrès influence la persévérance. Le journal de pratique, les échelles d'évaluation personnalisées, les photos ou vidéos de mouvements retrouvés constituent des preuves tangibles d'évolution, soutenant la motivation dans les moments de doute.

Une patiente partageait cette réflexion lumineuse: **"Mes plus grandes victoires ne sont pas venues des jours où tout allait bien, mais des moments où j'ai choisi de continuer malgré les difficultés - chaque obstacle surmonté est devenu une pierre dans l'édifice de ma résilience."**

8.5 Conseils personnalisés selon les pathologies

Chaque pathologie douloureuse chronique nécessite une approche sophrologique adaptée, tenant compte des spécificités de la maladie et du vécu du patient. Voici un guide pratique pour personnaliser votre pratique selon votre situation.

Pour la fibromyalgie, privilégiez les exercices doux et progressifs. La relaxation dynamique de niveau 1, centrée sur la conscience corporelle, permet d'apprivoiser les zones sensibles sans les brusquer. Les techniques respiratoires accompagnent efficacement les variations de douleur tout au long de la journée.

Dans le cas des migraines chroniques, focalisez-vous sur la détente des zones cervicales et crâniennes. Les exercices de visualisation positive, pratiqués aux premiers signes annonciateurs, peuvent atténuer l'intensité des crises. La sophrologie anticipative aide à gérer le stress, souvent déclencheur des épisodes.

Les lombalgies chroniques répondent favorablement aux exercices d'ancrage et de conscience posturale. La relaxation dynamique debout renforce progressivement la stabilité et la confiance dans les mouvements. Les techniques de respiration abdominale soulagent les tensions musculaires profondes.

Pour l'arthrose, adaptez les mouvements à votre amplitude confortable. Les exercices assis ou allongés permettent de travailler la mobilité sans surcharge articulaire. La visualisation positive des articulations favorise la détente locale et améliore la souplesse.

Les névralgies demandent une approche tout en douceur. Les techniques de sophro-substitution permettent de modifier la perception des sensations douloureuses. La relaxation statique, combinée à des représentations mentales sereines, aide à gérer les pics douloureux.

Pour les douleurs neuropathiques, privilégiez les exercices de conscience sensorielle. La sophrologie permet de redéfinir les limites corporelles et d'apaiser l'hypersensibilité. Les techniques de respiration synchronisée accompagnent la gestion des sensations de brûlure ou de décharge.

L'endométriose nécessite une pratique adaptée au cycle menstruel. Les exercices de détente abdominale et la visualisation positive préparent aux périodes difficiles. La sophro-acceptation aide à maintenir une qualité de vie malgré les fluctuations douloureuses.

Les céphalées de tension répondent bien aux techniques de relâchement musculaire. La pratique régulière de la relaxation dynamique diminue progressivement la fréquence des épisodes. Les exercices courts, répartis dans la journée, préviennent l'accumulation des tensions.

Pour les douleurs post-traumatiques, la sophrologie aide à reconstruire une image corporelle positive. Les exercices de conscience des limites et la visualisation du mouvement restaurent progressivement la confiance dans le corps.

Face aux pathologies auto-immunes, adaptez l'intensité des exercices selon vos phases d'inflammation. La sophrologie permet de développer une écoute fine des besoins du corps et d'ajuster votre activité en conséquence.

Une sophrologue expérimentée résumait ainsi sa philosophie: **"La douleur à long terme dessine un chemin unique pour chacun - la sophrologie offre une boussole personnalisée pour naviguer sur cette route, transformant chaque défi en opportunité d'apprentissage et de croissance."**

Accédez à vos cadeaux bonus en scannant ce QR code:

BONUS-1- SCAN CORPOREL POUR APAISER LA DOULEUR.mp3
BONUS-2-MEDITATION-PLEINE CONSCIENCE POUR APAISER.mp3
BONUS 3 - Journal de suivi-SOPHROLOGIE.pdf
FICHE PRATIQUE N°1 - EXERCICE DE RESPIRATION ABDOMINALE.pdf
FICHE PRATIQUE N°2 - RELAXATION DYNAMIQUE NIVEAU 1.pdf

CONCLUSION

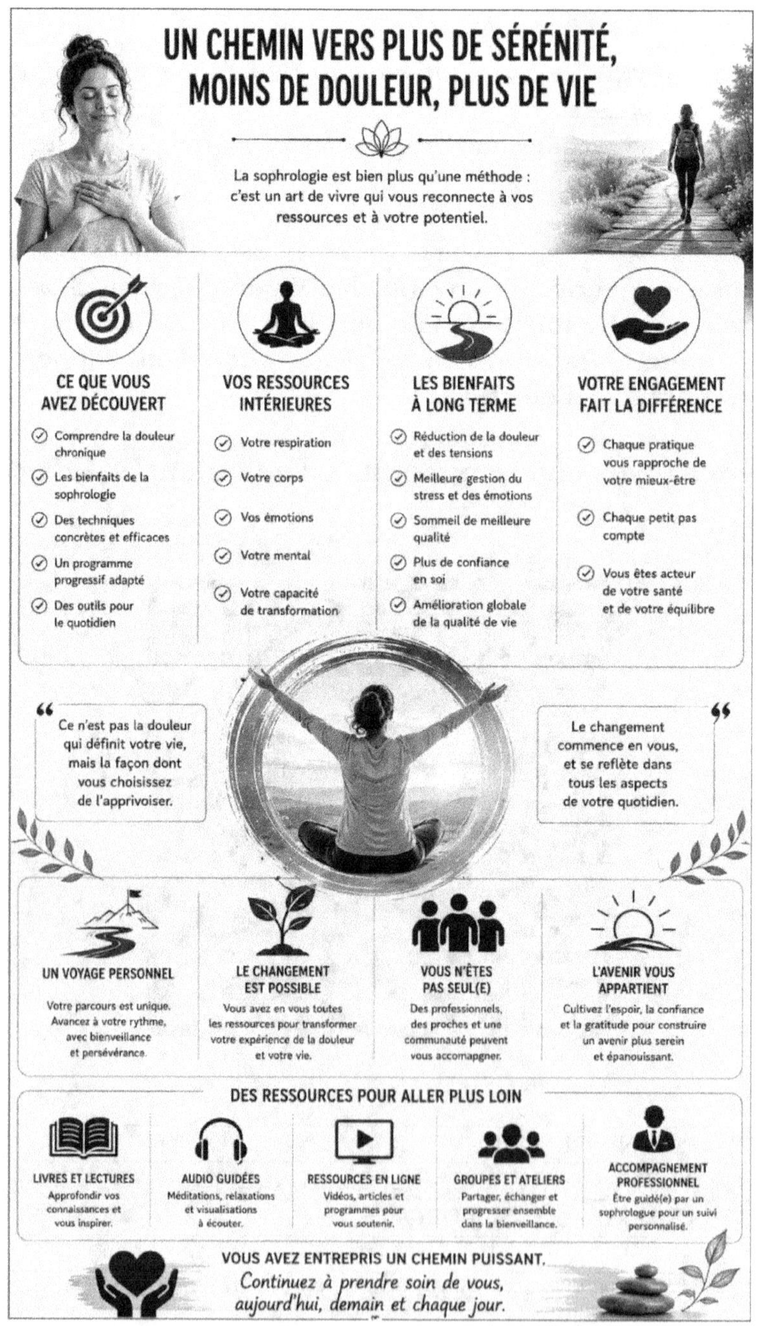

UN CHEMIN VERS PLUS DE SÉRÉNITÉ, MOINS DE DOULEUR, PLUS DE VIE

La sophrologie est bien plus qu'une méthode : c'est un art de vivre qui vous reconnecte à vos ressources et à votre potentiel.

CE QUE VOUS AVEZ DÉCOUVERT
Comprendre la douleur chronique
Les bienfaits de la sophrologie
Des techniques concrètes et efficaces
Un programme progressif adapté
Des outils pour le quotidien

VOS RESSOURCES INTÉRIEURES
Votre respiration
Votre corps
Vos émotions
Votre mental
Votre capacité de transformation

LES BIENFAITS À LONG TERME
Réduction de la douleur et des tensions
Meilleure gestion du stress et des émotions
Sommeil de meilleure qualité
Plus de confiance en soi
Amélioration globale de la qualité de vie

VOTRE ENGAGEMENT FAIT LA DIFFÉRENCE
Chaque pratique vous rapproche de votre mieux-être
Chaque petit pas compte
Vous êtes acteur de votre santé et de votre équilibre

Ce n'est pas la douleur qui définit votre vie, mais la façon dont vous choisissez de l'apprivoiser.

Le changement commence en vous, et se reflète dans tous les aspects de votre quotidien.

UN VOYAGE PERSONNEL
Votre parcours est unique. Avancez à votre rythme, avec bienveillance et persévérance.

LE CHANGEMENT EST POSSIBLE
Vous avez en vous toutes les ressources pour transformer votre expérience de la douleur et votre vie.

VOUS N'ÊTES PAS SEUL(E)
Des professionnels, des proches et une communauté peuvent vous accompagner.

L'AVENIR VOUS APPARTIENT
Cultivez l'espoir, la confiance et la gratitude pour construire un avenir plus serein et épanouissant.

DES RESSOURCES POUR ALLER PLUS LOIN

LIVRES ET LECTURES
Approfondir vos connaissances et vous inspirer.

AUDIO GUIDÉES
Méditations, relaxations et visualisations à écouter.

RESSOURCES EN LIGNE
Vidéos, articles et programmes pour vous soutenir.

GROUPES ET ATELIERS
Partager, échanger et progresser ensemble dans la bienveillance.

ACCOMPAGNEMENT PROFESSIONNEL
Être guidé(e) par un sophrologue pour un suivi personnalisé.

VOUS AVEZ ENTREPRIS UN CHEMIN PUISSANT.
Continuez à prendre soin de vous, aujourd'hui, demain et chaque jour.

C.1 Synthèse des points clés

Notre voyage à travers la sophrologie comme approche de la douleur à long terme nous a révélé des chemins prometteurs vers un mieux-être quotidien. Cette exploration nous a permis de découvrir des outils concrets, accessibles et personnalisables pour transformer notre relation à la douleur.

La sophrologie propose une approche globale, associant corps et esprit dans une dynamique positive. Les techniques respiratoires constituent le socle fondamental de cette pratique, offrant un moyen immédiat d'influencer nos sensations douloureuses et notre état de tension.

La relaxation dynamique, à travers ses quatre niveaux progressifs, développe une nouvelle conscience corporelle. Cette redécouverte du corps permet de passer d'une position de victime passive à celle d'acteur de son mieux-être, restaurant confiance et autonomie.

Les exercices de visualisation positive enrichissent notre palette d'outils thérapeutiques. En mobilisant l'imaginaire et les ressources intérieures, nous créons de nouveaux circuits neurologiques qui modifient progressivement notre perception de la douleur.

L'adaptation des techniques aux différentes pathologies ouvre des perspectives personnalisées. Chaque personne peut ainsi construire sa boîte à outils sophrologique, répondant précisément à ses besoins spécifiques et à son rythme de vie.

La pratique régulière transforme subtilement mais profondément notre quotidien. Les micro-séances, intégrées naturellement dans nos journées, constituent des moments ressources qui renforcent notre capacité à gérer les pics douloureux.

L'importance du cadre de pratique s'est révélée déterminante. La création d'un espace dédié, même modeste, ancre notre engagement et facilite la régularité des exercices, composante essentielle du processus thérapeutique.

Les témoignages partagés illustrent la diversité des parcours et des réussites possibles. Ces expériences vécues nous rappellent que chaque progrès, même minime, participe à la reconstruction d'une vie plus harmonieuse avec la douleur à long terme.

La dimension relationnelle, tant avec les soignants qu'avec l'entourage, enrichit la démarche sophrologique. Cette approche collaborative optimise les résultats tout en renforçant le soutien social, précieux allié dans la gestion quotidienne de la douleur.

L'intégration de la sophrologie dans un parcours de soin pluridisciplinaire multiplie les perspectives d'amélioration. Cette complémentarité des approches thérapeutiques offre une réponse plus complète à la complexité de la douleur de longue durée.

Une participante résumait magnifiquement notre démarche: **"La sophrologie m'a appris que la douleur de longue durée n'est pas une sentence définitive, mais une invitation à explorer de nouveaux chemins vers le bien-être - chaque respiration consciente devient alors une petite victoire sur la souffrance."**

C.2 Perspectives d'évolution

La sophrologie dans le traitement de la douleur de longue durée ouvre des horizons prometteurs, tant sur le plan thérapeutique que dans la recherche scientifique. Les avancées technologiques et les nouvelles compréhensions du fonctionnement cérébral enrichissent continuellement cette approche.

Les applications numériques dédiées à la sophrologie se développent rapidement. Ces outils innovants permettront bientôt un suivi personnalisé plus précis, adaptant les exercices en temps réel selon les retours des pratiquants. L'intelligence artificielle pourrait même suggérer des ajustements basés sur les patterns individuels de douleur.

La réalité virtuelle commence à s'intégrer aux pratiques sophrologiques. Cette technologie immersive amplifie l'impact des visualisations positives, créant des environnements apaisants personnalisés. Les casques de nouvelle génération pourraient révolutionner les séances à domicile.

Les neurosciences valident progressivement les mécanismes d'action de la sophrologie. L'imagerie cérébrale révèle les modifications neurologiques induites par la pratique régulière, ouvrant la voie à des protocoles toujours plus ciblés et efficaces.

La formation des professionnels de santé évolue vers une intégration croissante des approches corps-esprit. La sophrologie trouve naturellement sa place dans cette évolution, enrichissant la palette thérapeutique des soignants face à la douleur invalidante.

Les collaborations internationales se multiplient, partageant expériences et innovations. Cette mise en commun des savoirs accélère l'évolution des pratiques et l'adaptation des techniques aux différentes cultures et contextes de soin.

La recherche en chronobiologie permet d'affiner les moments optimaux de pratique. La compréhension des rythmes biologiques individuels guidera plus précisément le choix des horaires d'exercices pour maximiser leurs bénéfices.

Les approches préventives gagnent en importance. La sophrologie s'oriente vers l'anticipation des chronicisations douloureuses, proposant des interventions précoces dans les parcours de soin.

L'intégration dans les structures de santé se généralise. Les hôpitaux, cliniques et centres antidouleur reconnaissent de plus en plus la valeur complémentaire de la sophrologie dans leurs protocoles thérapeutiques.

Les assurances santé commencent à prendre en compte ces approches non médicamenteuses. Cette reconnaissance financière facilitera l'accès aux séances sophrologiques pour un plus grand nombre de patients douloureux chroniques.

La sophrologie s'adapte aux nouvelles formes de travail et de vie. Le développement des séances en ligne et des supports audio personnalisés répond aux besoins d'une société en constante évolution.

Une sophrologue pionnière partageait cette vision: **"La sophrologie du futur conjuguera l'ancestrale sagesse du corps avec les plus récentes innovations technologiques, ouvrant des voies inexplorées vers la libération de la douleur invalidante."**

C.3 Encouragements et conseils finaux

Votre démarche vers la sophrologie témoigne déjà d'une volonté d'agir face à la douleur invalidante. Cette première étape mérite d'être saluée, car elle marque le début d'une transformation possible de votre relation à la douleur.

Rappelez-vous que chaque parcours est unique. Les progrès ne suivent pas toujours une ligne droite, et c'est parfaitement normal. Certains jours apporteront des victoires évidentes, d'autres sembleront plus difficiles. Cette variabilité fait partie intégrante du processus d'apprentissage.

La pratique sophrologique s'apparente à l'apprentissage d'une nouvelle langue. Au début, chaque mot demande un effort conscient. Puis progressivement, les expressions deviennent naturelles, jusqu'à former un nouveau mode de communication avec votre corps.

Les petits pas comptent souvent plus que les grands bonds. Une respiration consciente de quelques secondes, un bref moment d'ancrage, une visualisation rapide - ces micro-pratiques construisent jour après jour votre autonomie face à la douleur.

Ne vous comparez pas aux autres pratiquants. Votre rythme, vos sensations, vos découvertes vous appartiennent. Cette individualité représente une richesse, permettant d'adapter les techniques à votre réalité quotidienne.

Célébrez chaque progrès, même infime. Une meilleure qualité de sommeil, un moment de détente inattendu, une douleur mieux gérée - ces petites victoires tissent la trame de votre transformation.

Maintenez le dialogue avec votre sophrologue et votre équipe soignante. Leurs expertises complémentaires enrichiront votre pratique, l'ajustant au fil de vos besoins et de vos découvertes.

Cultivez la bienveillance envers vous-même. Les moments de découragement ou de doute font partie du chemin. Les accueillir avec compréhension permet de rebondir plus sereinement.

N'hésitez pas à partager votre expérience avec d'autres personnes vivant des situations similaires. Ces échanges nourrissent la motivation collective et ouvrent souvent de nouvelles perspectives pratiques.

La sophrologie vous offre des outils pour toute une vie. Au-delà du soulagement de la douleur, ces techniques développent une nouvelle conscience de soi, enrichissant profondément votre quotidien.

Gardez confiance dans votre capacité à progresser. Chaque personne ayant intégré la sophrologie dans sa vie a commencé par un premier pas, exactement comme vous aujourd'hui.

Un patient chevronné partageait cette réflexion inspirante: **"La douleur handicapante m'a appris la patience, la sophrologie m'a enseigné l'espoir - ensemble, elles m'ont conduit vers une sagesse que je n'aurais jamais imaginée."**

C.4 Ressources complémentaires

La pratique de la sophrologie s'enrichit de nombreuses ressources complémentaires, permettant d'approfondir votre démarche et de maintenir votre motivation au fil du temps.

Les associations de patients offrent des espaces d'échange précieux. L'Association Française de Lutte Anti-Rhumatismale (AFLAR) et l'Association Francophone pour Vaincre les Douleurs (AFVD) proposent régulièrement des ateliers sophrologie et des groupes de parole.

Les plateformes numériques dédiées à la sophrologie se multiplient. Applications mobiles, chaînes YouTube spécialisées, podcasts thématiques - ces supports permettent de varier les approches et de maintenir une pratique régulière. Certaines proposent même des programmes spécifiques pour la douleur handicapante.

Les centres antidouleur intègrent de plus en plus la sophrologie dans leurs programmes. Leurs équipes pluridisciplinaires peuvent vous orienter vers des sophrologues expérimentés dans l'accompagnement de votre pathologie spécifique.

Les réseaux sociaux regroupent des communautés actives de pratiquants. Ces groupes partagent expériences, conseils et encouragements. Instagram et Facebook hébergent notamment des pages dédiées à la sophrologie et à la gestion de la douleur handicapante. Les bibliothèques sonores spécialisées proposent des séances guidées adaptées. Ces enregistrements professionnels accompagnent efficacement la pratique à domicile, particulièrement utiles lors des périodes difficiles.

Les revues spécialisées comme **"Sophrologie Magazine"** ou **"Douleurs"** publient régulièrement des articles de fond et des témoignages inspirants. Ces lectures nourrissent la compréhension théorique tout en partageant des expériences concrètes.

Les forums en ligne facilitent les échanges entre pratiquants. Ces espaces virtuels permettent de poser des questions, partager des découvertes et trouver du soutien 24h/24.

Les ateliers thématiques enrichissent la pratique individuelle. Proposés par des sophrologues expérimentés, ils permettent d'explorer des aspects spécifiques comme la gestion du sommeil ou la préparation aux soins.

Les supports écrits accompagnent efficacement la pratique. Carnets de bord personnalisés, fiches d'exercices illustrées, guides pratiques - ces outils structurent l'apprentissage et documentent les progrès.

Les congrès et colloques ouverts au public présentent les dernières avancées. Ces événements permettent de rencontrer des professionnels et de découvrir de nouvelles approches complémentaires.

Une sophrologue chevronnée concluait ainsi: **"La richesse des ressources disponibles aujourd'hui transforme chaque personne vivant avec une douleur handicapante en explorateur potentiel de son propre chemin vers le mieux-être - la sophrologie ouvre la porte, à vous de choisir les trésors qui vous accompagneront."**

ANNEXE

Par quel mécanisme la sophrologie aide à vaincre la douleur chronique?

Voici une explication détaillée et visuelle des mécanismes par lesquels la sophrologie agit sur la douleur chronique.

La sophrologie agit sur la douleur chronique à travers **quatre niveaux imbriqués** : neurologique, psychologique, hormonal et comportemental. Voici comment ces mécanismes se déploient, étape par étape.

1. Le mécanisme neurologique : moduler le signal douloureux

La douleur chronique n'est pas simplement un signal physique — c'est une construction du cerveau. La sophrologie intervient directement sur ce circuit.

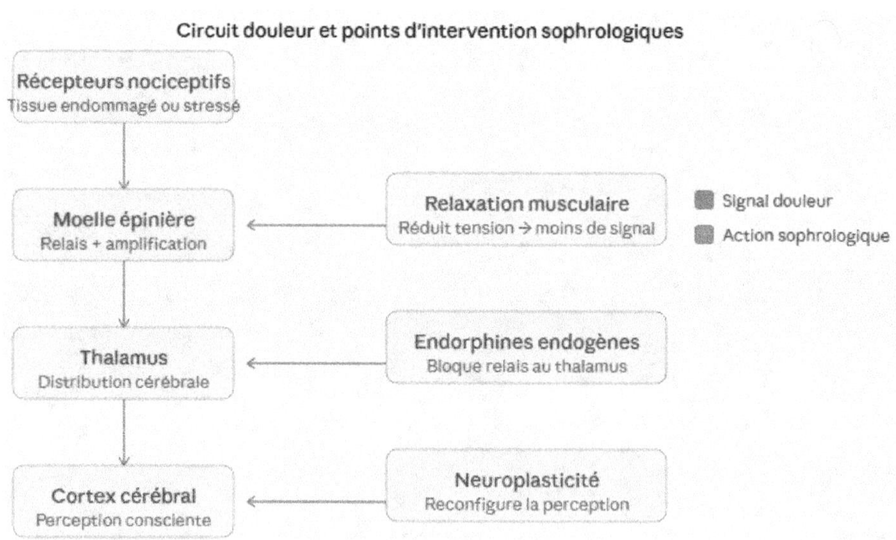

La théorie du **portillon de la douleur** (Gate Control Theory, Melzack & Wall, 1965) est centrale ici : la moelle épinière possède une "porte" qui peut amplifier ou atténuer les signaux douloureux. La sophrologie, par la relaxation profonde et la respiration abdominale, active les fibres nerveuses inhibitrices qui ferment ce portillon — moins d'influx douloureux atteignent le cerveau.

De plus, la douleur chronique s'accompagne d'une **sensibilisation centrale** : le système nerveux devient hypersensible et amplifie les signaux même faibles. Les pratiques de sophrologie, en répétant des états de calme, créent une neuroplasticité inverse — le cerveau "désapprend" progressivement cette hypersensibilité.

2. Le mécanisme hormonal : l'axe stress-douleur

C'est l'un des mécanismes les plus puissants et les moins connus.

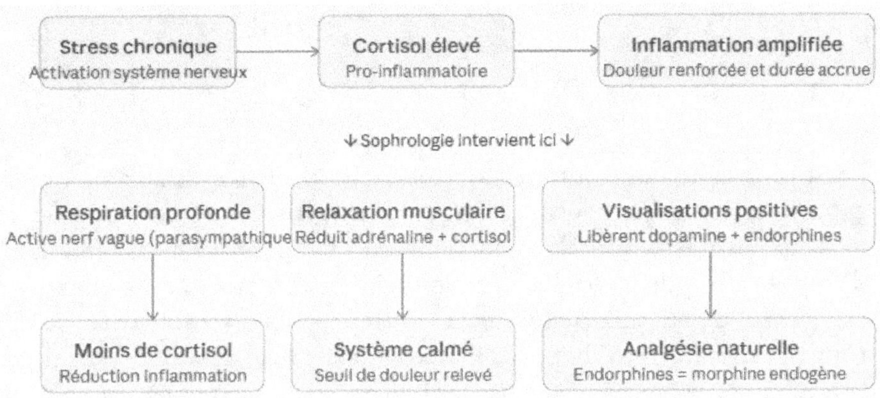

Le stress chronique et la douleur chronique s'alimentent mutuellement dans un cercle vicieux. Le cortisol (hormone du stress) est pro-inflammatoire : il maintient et aggrave les tissus douloureux. La sophrologie coupe ce cercle en activant le système nerveux parasympathique (le "frein" du corps), ce qui fait chuter le cortisol et l'adrénaline. En parallèle, les exercices de visualisation positive déclenchent la libération de dopamine et d'endorphines — les analgésiques naturels du corps.

3. Le mécanisme psychologique : transformer la relation à la douleur

La douleur chronique est amplifiée par ce que l'on en pense. La sophrologie agit directement sur les cognitions et les émotions.

LA SOPHROLOGIE FACE ET LES DOULEURS CHRONIQUES

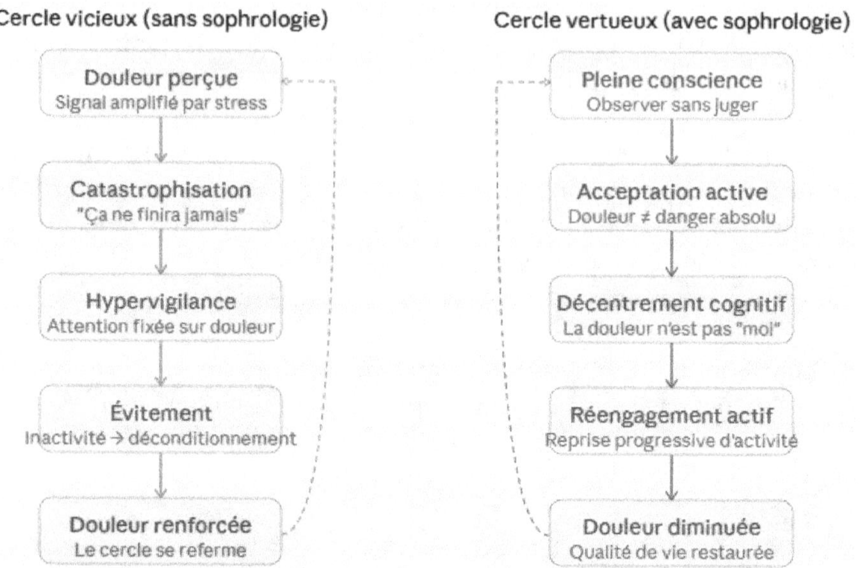

La sophrologie emprunte ici à la pleine conscience et aux thérapies cognitivo-comportementales. La **catastrophisation** (penser que la douleur est insurmontable) est l'un des facteurs les plus puissants d'amplification de la douleur chronique. Les exercices sophrologiques entraînent le patient à **observer la douleur sans s'y identifier**, ce qui rompt le mécanisme d'hypervigilance — le cerveau cesse de "chercher" la douleur constamment, ce qui la réduit mécaniquement.

4. Le mécanisme physique : le corps en état sophrologique

La sophrologie produit des effets mesurables et directs sur le corps.

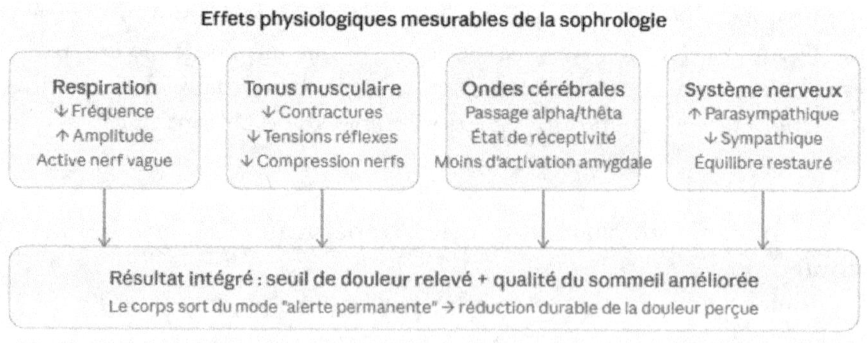

5. La progression dans le temps : comment ça fonctionne en pratique

La sophrologie ne donne pas de résultats en une séance — elle fonctionne comme un **réentraînement progressif du système nerveux**.

Phase 1 (semaines 1-3) — Prise de conscience corporelle. Le patient apprend à scanner son corps, identifier les zones de tension, et différencier la sensation de douleur de la réaction émotionnelle à cette douleur. Cette dissociation est déjà thérapeutique.

Phase 2 (semaines 4-6) — Ancrage d'états ressources. Grâce aux visualisations positives répétées, le cerveau associe des états internes de calme à des sensations corporelles spécifiques. Ces "ancres" peuvent être activées volontairement lors d'une crise douloureuse.

Phase 3 (semaines 7-12) — Modification de la mémoire sensorielle. La répétition crée une nouvelle voie neuronale : le cerveau commence à traiter la douleur différemment. Ce n'est plus une urgence absolue mais une information à gérer. La **neuroplasticité** fait le reste — les connexions qui amplifient la douleur s'affaiblissent, celles qui la modèrent se renforcent.

Phase 4 (au-delà) — Autonomisation. Le patient dispose d'un outil interne. La douleur peut persister partiellement, mais sa **résonance émotionnelle et physique** est profondément réduite — c'est la distinction essentielle entre "avoir mal" et "souffrir".

En résumé

La sophrologie n'est pas une médecine alternative qui "guérit" par suggestion. Elle agit sur des mécanismes biologiques précis : elle ferme le portillon spinal de la douleur, réduit le cortisol inflammatoire, libère des endorphines endogènes, recalibre les ondes cérébrales vers des états alpha/thêta moins réactifs, et restructure cognitivement la relation à la douleur. C'est l'accumulation de ces effets simultanés et complémentaires qui explique son efficacité documentée dans les douleurs chroniques — fibromyalgie, lombalgies, migraines, douleurs cancéreuses, et bien d'autres.

BIBLIOGRAPHIE

01- "La Sophrologie: Découverte et pratique", Catherine Aliotta, InterEditions, 2018

02- "Douleurs chroniques: Comprendre et agir", Dr Serge Perrot, Editions In Press, 2020

03- "Manuel de Sophrologie en 20 leçons", Dr Patrick-André Chéné, Ellébore Editions, 2019

04- "La Sophrologie pour les douleurs chroniques", Bernard Etchelecou, Editions Eyrolles, 2017

05- "Douleur chronique: Les outils du corps et de l'esprit", Dr Jean-Marc Benhaiem, Odile Jacob, 2019

06- "Sophrologie et gestion de la douleur", Florence Parot, Dunod, 2021

07- "La Douleur chronique: Une approche pluridisciplinaire", Pr Didier Bouhassira, Médecine Sciences Publications, 2020

08- "Méditer pour ne plus souffrir", Dr Christophe André, Odile Jacob, 2018

09- "Les Clés de la Sophrologie", Dr Raymond Abrezol, Editions Jouvence, 2017

10- "Vaincre la douleur: La Sophrologie au quotidien", Dr Lucien Auger, InterEditions, 2019

www.ingramcontent.com/pod-product-compliance
Lightning Source LLC
Chambersburg PA
CBHW071214260726
48653CB00041B/478